SOIGNONS NOS DENTS

LIVRE III

L'HYGIÈNE DENTAIRE A L'ÉCOLE

par

F. FABRET O.I.

Chirurgien-Dentiste Inspecteur Départemental

Membre du Comité International d'Hygiène Dentaire

Principiis obsta ; sero medicina paratur
Quum mala per longas invaluere moras.

OVIDE.

NICE

IMP. SPÉC. DU " PETIT NIÇOIS ", 17, AVENUE DE LA GARE

—

1914

8° Tc 14

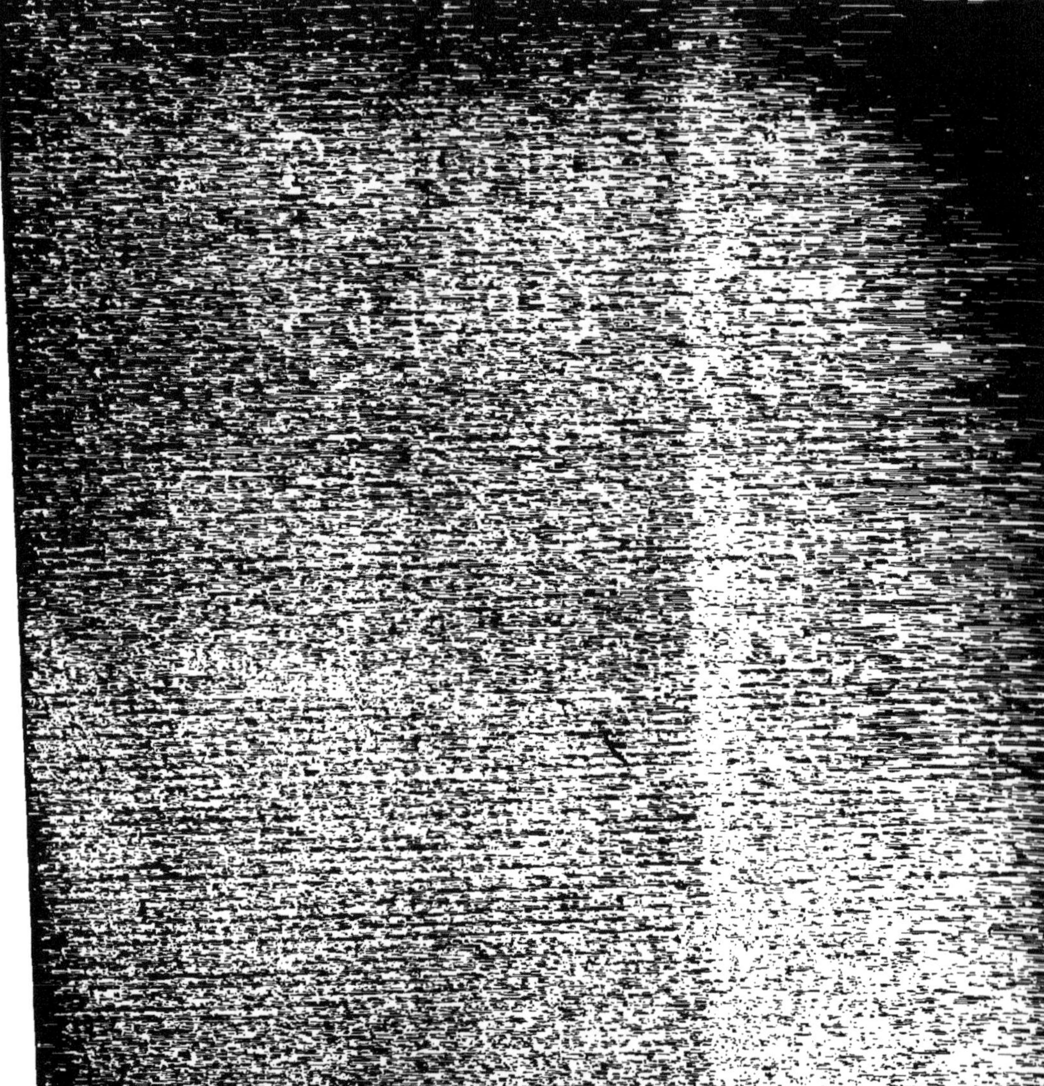

SOIGNONS NOS DENTS

LIVRE III

L'HYGIÈNE DENTAIRE A L'ÉCOLE

par

F. FABRET

Membre du Comité International d'Hygiène

Principiis obsta ; sero medicina paratur
Quum male per longas invaluere moras.

OVIDE.

NICE

IMP SPÉC. DU " PETIT NIÇOIS ", 17 AVENUE DE LA GARE

1910

171

« Ils sont là, voyez-vous, un petit nombre d'hommes qui n'ont l'air de rien du tout. Ils parlent un langage à faire sauver les enfants. Ils pèsent de petites poudres noires dans des balances de pharmacien, trempent des plaques de cuivre dans une eau qui pique et regardent passer dans des tubes de verre recourbés, des boules d'air, qui sont quelquefois aussi dangereuses que des boulets de canon. Ils grattent des os qui ne servent à rien, coupent en quatre des fétus gros comme des têtes d'épingles. Ils tiennent leurs yeux braqués, pendant des heures entières, sur des lunettes à trente-six verres, et, quand on va voir au bout, on ne trouve rien. A les regarder travailler dans ce qu'ils nomment leurs laboratoires, on dirait qu'ils sont fous. Et quand tout cela est fini, il se trouve un beau matin qu'ils ont changé la face de la terre..... »

IBID.

AVANT-PROPOS

Ainsi qu'un voyageur, arrivé au terme de sa route, se retrouve au sein des lieux qui lui sont chers, se recueille un moment, cherche à se rémémorer les diverses étapes de sa course et de tirer de sa randonnée, en même temps qu'une conclusion utile, les indications pratiques qui serviront à d'autres pour couvrir le même circuit ; ainsi, parvenus à la fin de notre ouvrage, nous devons indiquer à ceux qui vont nous lire, quel a été notre but, ce que nous avons voulu, ce que nous avons fait. Et ce n'est pas le plus facile de notre besogne que d'apprendre à la suivre à ceux auxquels elle est destinée.

Plus nous considérons notre œuvre, plus nous la trouvons imparfaite ; ce ne sont pas quelques chapitres, quelques leçons qui suffisent à remplir notre but ; mais cet essai, quelque incomplet qu'il soit, constituera un guide précieux pour tous ceux qu'intéressent les questions d'hygiène et plus particulièrement les questions d'hygiène dentaire.

Ce livre, nous l'avons dédié aux maîtres, aux instituteurs, à tous ceux qui ont mission de gouverner les corps et les âmes ; nous l'avons dédié aux élèves, aux éléments de la société de demain, nous le dédions à *tous* les élèves, petits et grands, à tous ceux qui veulent s'instruire des choses destinées à rendre la vie meilleure. Nous le dédions à ce grand Monsieur Tout le Monde, ignorant de tout ce qui est utile à son développement intellectuel et physique. Nous voulons le faire pénétrer dans toutes les familles, nous voulons éviter, par la diffusion de nos idées d'hygiéniste, les souffrances des bébés, la mort des faibles et les larmes des mères. Nous apportons une humble contribution à ce grand édifice de l'hygiène sociale, dont la construction à peine ébauchée exigera tant d'efforts et tant d'années de travail. Vingt fois sur le métier, nous avons remis notre ouvrage ; ce n'est pas un opuscule qu'il faudrait écrire pour traiter complètement la question qui nous occupe ; à chaque tournant de la route, on se trouve en présence de bifurcations imprévues et, pour rester dans les limites que nous nous étions tracées, il nous a fallu bien souvent revenir sur nos pas, après une courte incursion dans les champs avoisinant notre domaine. C'est qu'il n'y a pas d'hygiène spéciale ; il n'y a qu'une hygiène générale et chaque branche que nous traitons, chacun dans notre spécialité, n'est qu'un rameau de l'arbre encore chétif de la salubrité publique ; nous le considérons comme un des plus faibles et en même temps comme un de ceux qui sont appelés à la plus grande vitalité, nous espérons favoriser sa croissance et contribuer ainsi, pour notre part, au développement de l'hygiène, qui, remplaçant un jour la médecine officielle et la thérapeutique souvent aveugle, étendra sur les sociétés de l'avenir son ombre salutaire et répandra partout son action saine et vivifiante.

Tel qu'il est conçu, cet ouvrage comprend trois parties : dans la première. nous avons exposé les considérations générales nécessaires à la justification de notre travail, en même temps que nos revendications ; la seconde se compose de vingt leçons ayant trait aux connaissances indispensables que doit avoir tout individu pour comprendre la nécessité des règles que nous exposons et ses règles elles-mêmes. La troisième, très brève, renferme les quelques renseignements dont peut avoir besoin celui qui, dans sa petite sphère, voudrait mettre nos conseils en application. Nous avons, dans un exposé forcément didactique, évité de parler sur un ton de pédant ; la documentation de notre texte nous a permis de le rendre plus attrayant et d'en faciliter la lecture et la compréhension. Un grand nombre de figures en faciliteront également l'intelligence, et nous sommes heureux d'offrir notre modeste travail à tous ceux qui pensent, persuadés qu'ils reconnaîtront en lui une œuvre saine et qu'ils répandront autour d'eux la bonne parole que nous ne faisons que leur transmettre.

AUX MAITRES

A l'âge où il fréquente l'école, l'enfant est dans la phase la plus importante de son développement ; tout se modifie en lui ; il rentre à l'école petit bébé, il en sort adolescent, son évolution physique terminée. A treize ans, l'organisme est ce qu'il sera à quarante ans, achevé, fragile encore, mais lui-même. C'est le papillon qui sort de sa chrysalide insecte parfait ; le monde extérieur lui paraît tout nouveau ; larve qui a toujours rampé, il a pris des ailes et ne sait pas s'en servir semble-t-il ; il hésite sur le bord du cocon, il se chauffe aux rayons vivifiants du soleil, puis, comme lui aspiré par un des rayons d'or où il se baigne, il prend son vol dans l'espace inconnu, livré à lui-même, à tous les dangers qui le guettent, apte à subvenir à ses besoins, achevé lui aussi. La période de l'enfance est une période de crise ; de son évolution dépend la perfection de l'homme de demain. Combien d'organismes frêles succombent pendant ces quelques années d'épreuve. Les plus forts seuls traversent victorieusement cette phase. Or, dans notre pays où la natalité baisse chaque année dans des proportions si inquiétantes pour l'avenir, la mortalité infantile est très considérable. La première année de la vie est de toutes la plus redoutable, puisque dix pour cent des enfants succombent pendant son cours, pauvres petites fleurs fauchées à peine épanouies et que le soleil de la vie n'a pas eu le temps de réchauffer. Puis la mort, moins rapace cependant, continue ses ravages irrégulièrement, cueillant à droite, cueillant à gauche. Et l'on constate douloureusement que les faibles ne sont pas seuls à disparaître ; beaucoup, parmi les forts, les suivent, et le problème angoissant se pose de la léthalité de ces beaux enfants, qui, en quelques jours, s'en vont à jamais. arrachés de nos bras aimants par la maladie insidieuse et fatale.

Alors, en reherchant les causes qui font qu'une affection parfois bénigne est venue interrompre le cours de la vie d'un bambin, on s'est aperçu, on a constaté que l'enfant pour naître et devenir fort a besoin d'air et de lumière. Et l'hygiène est venue au secours de sa vie chancelante ; les murs des écoles se sont éloignés les uns des autres. Les plafonds se sont soulevés, les fenêtres se sont ouvertes larges et hautes, les petites masures aux ouvertures mesquines, où des maîtres dévoués apprenaient à penser, se sont élevées, transformées en bâtiments vastes aux larges baies vitrées, et l'air et la lumière ont pénétré partout, dispensant la joie et la vie.

Et voici que, de toutes parts, on s'est organisé pour la lutte contre le mal ; la science a ouvert ses fécondes réserves, distribué ses immenses ressources. L'enfance, aujourd'hui, est protégée contre elle-même, contre les anciennes erreurs, contre les vieux préjugés. Mais il reste encore beaucoup à faire pour achever l'édifice, et c'est notre modeste contribution que nous apportons aujourd'hui à l'œuvre commune. Nous ne pouvons y parvenir seuls et nous venons vous demander votre aide, à vous, les protecteurs, les gardiens de nos enfants, maîtres de toutes les écoles qui avez la tâche si noble de réveiller la pensée endormie dans les petites âmes que nous confions à vos soins.

Votre devoir est sublime, votre responsabilité considérable ; de cinq à treize ans, vous nous prenez le tiers de la vie de nos fils, et pendant cette durée, vous devez les élever, les instruire ; après nous avoir pris des bébés, vous devez nous rendre presque des hommes.

Au point de vue moral, votre œuvre est saine et bonne. Mais vous prenez soin du corps également, sachant que la santé de l'esprit est indissolublement liée à la santé du corps. C'est à ce titre que nous venons vous parler, appeler votre attention sur un point trop généralement négligé. La lecture des quelques pages de cet ouvrage vous en montrera toute l'importance. Nous voulons vous persuader du rôle considérable que joue l'hygiène dentaire spéciale dans l'hygiène générale. C'est pour obtenir votre concours que nous avons écrit ce livre, qui sera spécialement « votre livre ». Nous sommes sûrs que vous serez avec nous dès l'heure où vous nous aurez entendu, parce que nous savons que vous êtes là partout où il y a à se dévouer, partout où il y a un devoir à remplir.

AUX ÉLÈVES

Ce petit livre a été écrit pour vous. Il se présente, non comme un censeur, mais comme un ami, un conseiller soucieux de votre santé, de votre vie. de votre avenir et de celui de notre grand et beau pays de France. L'enfant, c'est l'homme de demain ; il prendra à son tour place dans le grand combat de la vie et viendra combler un des vides que la mort, la misère et la ruine creusent dans les phalanges de la société. Mais pour y occuper dignement et noblement sa place, il faut qu'il soit fort, tant au point de vue du corps qu'au point de vue de l'esprit.

C'est à l'école que s'acquièrent les armes nécessaires pour ce combat de la vie. et vos maîtres, chaque jour, en vous instruisant, vous préparent, par leurs leçons, à devenir des hommes. Mais ; de même que la meilleure semence ne saurait germer sur un mauvais terrain, de même que les plus belles fleurs se flétrissent et demeurent stériles si la sève vivifiante cesse d'arriver jusqu'à elles, de même le travail et le dévouement de vos maîtres resteront vains s'ils ne trouvent pas en vous un champ tout préparé pour recevoir et faire fructifier le grain qu'ils répandent d'une main généreuse.

C'est un vieil adage qu'il ne peut y avoir d'esprit sain que dans un corps sain *(mens sana in corpore sano)*. (1) L'enfant vient au monde bien constitué ; il possède tous les éléments nécessaires à son développement ; tous les germes de force et de santé désirables. Mais il naît entouré d'ennemis, et si on ne le protège pas dès son jeune âge, il succombe sous leurs attaques, trop faible pour se défendre. Cette protection incombe à la maman jusqu'au jour où l'enfant est envoyé à l'école ; là, la tâche du maître commence, à lui de défricher les sentiers de la pensée ; à lui aussi d'entretenir, tant par ses conseils que par son intervention personnelle, le bon état général de votre corps, puisqu'il ne peut rien si vous n'avez pas la santé. Ecoutez-le attentivement ; il vous apprendra aussi comment on évite la maladie, quels soins il faut prendre de votre corps ; il vous dira ce que c'est que l'hygiène, la seule et vraie médecine, la médecine de l'avenir. Il expliquera que l'on ne doit pas seulement appeler les pompiers lorsque la maison brûle, mais qu'il faut écarter de votre demeure toutes les causes d'un incendie éventuel.

Et nous avons écrit ces quelques pages, non pour augmenter encore le programme déjà si chargé des connaissances que vous devez acquérir, mais pour aider votre maître dans sa tâche à la fois si noble et si lourde, pour vous guider vous-même dans une des branches les plus importantes de l'hygiène. Nous voulons vous

---

(1) Juvénal, in Sat. X.

amuser en vous instruisant ; la lecture, la méditation de ces quelques leçons, vous distraira, vous captivera, car rien n'est plus intéressant que l'étude, toujours trop négligée de la machine humaine — de votre machine. Elles vous apprendront ce que tout être devrait savoir. Elles vous instruiront ; elles vous mettront en garde contre la maladie, dans le champ restreint que nous cultivons. Elles feront de vous des êtres conscients de vos devoirs et des dangers qui vous entourent, et notre enseignement, vous prenant à l'orée de la vie, vous conduira du seuil de l'adolescence, prévenus et forts. D'autres vous diront les autres soins à prendre, les autres précautions à respecter, vous mettant en garde contre les habitudes néfastes qui dégradent les corps et les âmes...

Et tous, modestes collaborateurs de l'œuvre commune, nous serons heureux, quand vous nous aurez entendus, parce que nous aurons travaillé pour le bien de la société et la grandeur de notre pays, parce que nous aurons fait de vous des *hommes*

INTRODUCTION

La question de l'hygiène dentaire scolaire est assez compliquée ; elle demande, pour être effectivement réalisée, la collaboration de plusieurs éléments divers, de plusieurs organisations relevant de ministères différents, ministères de l'intérieur et de l'instruction publique ; et c'est pourquoi la solution, si simple en théorie, est pratiquement si difficile à trouver. On dit : soignez vos dents. lavez votre bouche comme vous lavez vos mains, mieux que vous ne lavez vos mains, parce que les soins de propreté dentaire sont à observer plus minutieusement que tous les autres soins de propreté corporelle, parce que ces soins s'adressent au carrefour où viennent se réunir toutes les causes d'infections et de maladies.

On donne le signal d'alarme, et il semble que toutes les bonnes volontés vont s'unir pour agir au commandement de la voix qui sait ; mais non ; c'est individuellement que chaque hygiéniste produit un effort, et cet effort est insuffisant, et souvent même il vient contrebalancer celui d'un autre, et les moyens d'action manquent. Nous crions : aux maîtres d'école de nous aider dans notre tâche ; mais les maîtres d'école ne savent pas eux-mêmes ce que nous leur demandons d'enseigner aux enfants confiés à leurs soins. Et, quand nous le leur aurons appris, nous aurons encore à lutter peut-être contre l'indifférence des parents, à moins que cette indifférence même ne nous aide dans notre tâche ; mais certainement alors, quand, par suite des efforts des hygiénistes et des propagandistes, nous aurons convaincu les maîtres de la grandeur de leur nouvelle et si intéressante tâche, quand nous serons arrivés à émouvoir les hautes sphères de l'instruction publique, *à obtenir les circulaires nécessaires pour donner à notre enseignement une sorte de confirmation officielle*, nous ne serons pas au bout de nos peines. Les maîtres, quels qu'ils soient, donneront un enseignement conforme à ce qu'ils auront appris de nous ; les élèves, intéressés, sauront un jour ce que c'est qu'une dent et comprendront comment ces organes doivent être utilisés et soignés. Mais quand il s'agira de passer à la pratique de l'hygiène dentaire scolaire, ce sera tout autre chose. Laissons de côté les amateurs du *statu quo*, les fidèles de la tradition — il y en aura toujours — les adversaires de toute amélioration, parce qu'ils sont adversaires de tout progrès. Mais il y aura des protestataires autrement intéressants. parce qu'on *devra* tenir compte de leurs plaintes et de leurs réclamations, leur donner *raison* parce qu'ils *auront raison*, et nous serons de ceux-là.

En effet, comment espérer obtenir du jour au lendemain, dans cette humanité où tout progrès ne se réalise que par une lente évolution, seule condition, d'ailleurs, de sa stabilité ; comment espérer qu'à de très rares exceptions près, les populations consentent à faire des sacrifices pécuniaires et matériels pour permettre l'installation des soins dentaires dans les écoles ? Les premières générations ne comprennent pas l'utilité de ces soins, c'est entendu ; celles-ci et les suivantes, qui comprendront, commenceront — et cela est humain — à ignorer quand on leur demandera de délier les cordons de leur bourse, et, dans les campagnes surtout, on n'arrivera pas à réunir des ressources nécessaires. Mettons que nous ne rencontrions partout que bonne volonté, en combien d'endroits n'y aura-t-il pas impossibilité matérielle de constituer ces ressources, malgré leur modicité ?

C'est alors que d'autres organisations devront entrer en action ; de nouveaux règlements devront être élaborés qui rendent possible l'application pratique des notions données au cours de l'enseignement théorique, sans lesquelles ce dernier serait absolument inutile. Et la loi n'a-t-elle pas prévu les cas où un Français, malade, ne pourrait pécuniairement se procurer les soins et les médicaments nécessaires au traitement de son affection ? Et la loi du 15 juillet 1893 n'a-t-elle pas dit : « Tout Français, malade, privé de ressources, a droit à l'assistance médicale..... ? » La réforme ne semble donc pas devoir être bien considérable ; il suffit de faire rentrer la rubrique spéciale, « assistance dentaire » sous l'étiquette plus générale « d'assistance médicale ».

A l'heure actuelle, en effet, les services d'assistance médicale présentent une grave lacune, qui constitue, en définitive, une non application partielle de la loi ; on peut affirmer d'une façon générale que les maladies des dents ne sont dans la réalité l'objet d'aucuns soins appropriés. Il est absolument exceptionnel que les règlements départementaux du service de l'assistance médicale prévoient l'intervention des dentistes. Habituellement, la seule mention faite des soins dentaires consiste dans l'indication au tarif médical ou chirurgical du tarif applicable à l'extraction des dents. En résumé, on ne prévoit la possibilité d'aucuns soins dentaires, si ce n'est l'extraction des dents. Et ce n'est pas suffisant ; nous dirons plus, il vaudrait mieux ne pas parler de l'extraction non plus, car n'est-ce pas laisser supposer qu'il n'y a pas d'autre traitement possible des affections dentaires, traitement brutal et excessif dans la très grande majorité des cas, devant lequel reculent longtemps les plus décidés ; cette notion n'est-elle pas absurde et de nature à annihiler les bons effets de l'enseignement dentaire que nous préconisons d'autre part ?

Un tel état de choses est doublement nuisible : 1° la loi n'est pas appliquée, et les malheureux qui souffrent des dents se voient frustrés des bienfaits qu'elle doit procurer aux malades ; 2° la santé générale s'en ressent, et il est bien certain qu'il en résulte finalement une aggravation des charges de l'assistance au lieu d'une économie. En effet, et nous reviendrons sur ce point, l'absence de soins dentaires est la cause primordiale, directe ou indirecte suivant les cas, d'un nombre considérable de maladies bénignes ou graves ; elle entraîne toujours des conséquences sérieuses pour l'organisme et mène à l'hôpital ou force à traiter à la chambre nombre de Français, dont l'affection vient ainsi à une charge lourde à l'Assistance. Aussi l'existence de l'assistance médicale dans ce sens est-elle en même temps une question d'hygiène publique dont la portée dépasse de beauconp tant d'autres qui semblent pourtant s'être imposées à l'attention des pouvoirs publics.

Enfin, il existe un troisième ordre de considérations que nous ne ferons, d'ailleurs, que signaler, bien que ces considérations soient, en réalité, fort importantes ; il fandra obtenir que les soins dentaires soient obligatoires pour tous les élèves fréquentant un établissement d'enseignement public. La nécessité de la gratuité des soins dentaires dans les écoles va, d'ailleurs, de pair avec la notion de l'obligation de l'hygiène dentaire, Et la nécessité de cette obligation est suffisamment justifiée par ce fait que nous nous sommes attaché à démontrer, que la santé de la bouche et des dents intéresse non seulement l'individu, mais la communauté qui a le droit d'être protégée contre la carie dentaire et les affections gastro-intestinales, etc.. qui en résultent (comme elle l'est contre la petite vérole par la vaccination, contre les maladies épidémiques en général par la quarantaine), par les règlements généraux d'hygiène, qui donneraient d'excellents résultats s'ils étaient appliqués, si l'on en juge par ce qu'ils ont donné, bien qu'ils ne soient qu'à demi respectés.

En résumé, donc, il nous faut propager la notion que l'hygiène dentaire est une cause de vitalité, en répandre les éléments dans la nation, les enseigner aux maîtres et par leur intermédiaire aux enfants qui constitueront le peuple français de demain. A cette tâche, nous sommes nombreux ceux qui combattons et qui soutenons, décidés à lutter jusqu'à l'accomplissement de ce que nous considérons comme un devoir salutaire. En second lieu, il nous faut obtenir que les pouvoirs publics s'émeuvent et que les vœux des Congrès ou des Sociétés savantes ne restent lettre morte. Pour cela, il faut faire rentrer l'assistance dentaire sous le vocable d'assistance médicale dont elle sera un des éléments ; dès lors, elle aura le droit de cité que nous réclamons pour elle, puisqu'elle dépendra de la loi de 1893 et sera protégée par elle. En troisième lieu, on devra lui fournir les moyens d'exister, à cette assistance dentaire, créer des dispensaires dentaires, etc.; en un mot, instituer l'assistance dentaire gratuite dans la plus large mesure possible ; enfin, la loi rendra obligatoire les soins dentaires dans un intérêt général et en vertu du devoir qu'elle a de protéger, non seulement l'individu, mais la société tout entière.

L'HYGIÈNE DENTAIRE & LA FOULE

La notion des soins dentaires est difficile à faire pénétrer dans les masses.

Elle choque des habitudes tellement invétérées ! Combien y a-t-il d'individus qui s'entretiennent la bouche en bon état en songeant exactement au but de cette opération. Ils sont une infime minorité ceux qui se brossent les dents, pour éviter qu'elles ne soient malades.

« On se fait les dents » pour les avoir blanches, le plus souvent par coquetterie, mais c'est un luxe. A la ville, il y a encore une certaine émulation qui pousse les jeunes filles à rivaliser de coquetterie ; elles prennent des habitudes..... qu'elles perdent plus tard au contact des soucis de la maternité et de tous les jours. Et lorsque la carie a fait son œuvre néfaste, il est trop tard pour aviser, Alors, dame ! un appareil, c'est cher ! Pour d'autres, c'est sale ! On ne s'y résoudra que si une voisine mieux intentionnée ou conseillée, excite la jalousie ou l'envie par de belles dents qu'elle s'est faite poser.

Combien de personnes ne vont chez le praticien que lorsqu'elles souffrent? Encore faut-il que la détermination soit prise au milieu d'une rage de dents, que cette décision ne cède pas au moment où l'on arrive à la porte de l'homme de l'art. Cette crainte est bien légitime en ce cas, puisque les malades n'imaginent pas un autre traitement que l'extraction. On a épuisé toutes drogues calmantes que l'on a pu trouver, sans résultat le plus souvent, et l'on va ensuite chez le dentiste se faire enlever l'organe malade. Il est généralement trop tard, d'ailleurs, pour que le praticien puisse tenter une obturation ; et puis, c'est si cher! En Amérique, le moindre employé économise pour que ses dents soient en bon état; en France, il semble que c'est de l'argent jeté à l'eau.

A la campagne, c'est pire encore ; non seulement il y a indifférence complète des gens pour les soins dentaires, mais il y a presque hostilité pour ces soins dans beaucoup d'endroits. Ce n'est pas le côté le moins piquant de la question qui nous intéresse : on n'a pas le temps de songer à la toilette, car il est bien entendu qu'il ne s'agit là que de toilette. Et serait bien mal venue la jeune personne qui « perdrait » à se brosser les dents, quelques bribes du temps qu'elle doit consacrer aux soins du ménage ou aux travaux des champs.

Dans beaucoup d'endroits, la brosse est chose totalement inconnue, et il est amusant de constater les multiples usages auxquels est affecté ce petit ustensile, si volontairement on l'oublie dans une maison de cultivateurs. Aussi. le dimanche, alors que sont sorties les coiffes et les tabliers de fête, que chacune s'ingénie à paraître belle et chacun à être aimable, voit-on les plus beaux sourires gâtés par le triste état dans lequel se trouvent les arcades dentaires : cela ne compte pas les dents.

Et pourtant ! combien est plus agréable, puisque nous voulons nous arrêter au point de vue esthétique, étant bien entendu que le point de vue hygiénique ne compte pas, combien, disons-nous. est plus agréable le sourire de la Bretonne qui, par une grâce d'état, jouit d'une denture remarquablement résistante.

Combien l'ensemble de sa physionomie y gagne en grâce et en fraîcheur. Nous disons grâce d'état, car en Bretagne l'hygiène n'est pas meilleure qu'ailleurs. Nous n'en citerons pour exemple que le fait suivant rigoureusement authentique : Un de nos amis villégiaturait, il y a quelques années, dans un village du Morbihan. Il invita un jour son hôtesse, une brave femme de paysanne, à l'accompagner dans une partie de campagne qu'il avait organisé avec sa famille. L'heure du départ venue, et comme l'hôtesse ne paraissait pas, il s'en vint la chercher. Comme il l'appelait, elle lui apparut revêtue de ses habits de fête, surchargée de velours, collerette blanche, coiffe régionale plutôt très encombrante ; à sa prière de se hâter, elle répondit, très pressée, dans son langage : « Attendez-moi un instant seulement, vous voyez, je suis tout habillée ! Il ne me reste plus qu'à me débarbouiller ! » Et ce ne fut pas long, en effet...

Mettons, pour ne froisser personne, que cette dame était une exception, il n'en reste pas moins vrai que, pas plus en Bretagne qu'ailleurs, en France, on ne nettoie pas ses dents parce qn'on n'en comprend pas l'utilité.

Quant au chirurgien-dentiste moderne, c'est un être

encore bien ignoré. On se souvient trop encore de l'arracheur de dents. de son beau costume. ses équipages, parfois son orchestre, grâce aux puissants accords duquel on martyrisait les patients, sans que la foule entende leurs cris. Il y avait aussi le guérisseur de crises de dents qui vendait élixir ou poudre incomparable, émerveillant par sa faconde ceux qui l'écoutaient et poussant l'amour de la vérité jusqu'à montrer aux assistants les vers que l'élixir chassait de l'intérieur de chaque dent!!

Les jours de foire et de marché, dans beaucoup d'endroits, des praticiens plus sérieux exercent pendant quelques heures. Ne serait-ce que par l'extraction, ils rendent service aux souffrants accourus des communes voisines, montrant par leur hâte qu'ils ont besoin de l'intervention d'un spécialiste.

Au village, il faut conserver sa mauvaise dent et sa douleur. Le maréchal-ferrant opère bien en cachette, le médecin n'est pas au courant (puisque l'art dentaire est banni de l'enseignement médical) et le plus souvent on ne le consulte pas.

Voilà où nous en sommes au début du XXme siècle. En Amérique, l'hygiène dentaire est connue de tous ; en Allemagne. les progrès sont d'autant plus rapides que l'enseignement, l'assistance et les cliniques dentaires sont parfaitement organisées.

Chez nous, le réveil commence à peine, mais il sera lent tant qu'on n'aura pas démontré aux enfants l'importance des soins dentaires, par des cliniques scolaires.

Nous nous heurtons chaque jour encore au scepticisme des plus éclairés : « Nos grands-pères ne se servaient pas de tout cela, disent les plus obstinés, parlant de la brosse et de la pâte, et ils ne s'en portaient pas plus mal », ce qui est, d'ailleurs, faux ; mais nos grands-pères manquaient de bien d'autre chose, braves gens, et ils vivaient ! Et pour ne pas parler de l'époque où ils n'avaient pas de pain, ce qui ne les empêchait pas de se nourrir, les grands seigneurs du siècle du roi Soleil ne se lavaient pas les mains et laissaient de grandes traînées noires sur les murs et des traces de doigt sur les portes. Dans Paris, quand on avait crié trois fois « gare à l'eau », on pouvait verser par les fenêtres l'excédent de la digestion. Alors régnaient les épidémies qui ravageaient des quartiers entiers.

Autrefois, on ignorait l'antisepsie, et les malheureux opérés mouraient d'infection. Aujourd'hui, grâce à l'hygiène, des maladies comme la « Pourriture d'hôpital » ont totalement disparu. C'est le progrès qu'il faut voir, si l'on veut suivre les bienfaits de l'hygiène, c'est l'évidence que l'on se refuse à reconnaître et, de plus en plus, les obstinés seront convaincus. Travailler à la diffusion de l'hygiène dentaire, c'est lutter contre l'ignorance, c'est faire œuvre humanitaire et sociale.

CHAPITRE I

De l'hygiène dentaire scolaire

L'enfant est en voie de développement constant et actif, il est extrêmement sensible aux règlements extérieurs ; l'harmonie de ses fonctions tient pour une bonne part à l'épanouissement régulier de deux évolutions méthodiques. D'où la nécessité de surveiller et de maintenir la santé de l'écolier avec la plus grande sollicitude. De la valeur physique de ces enfants dépendent la suprématie et l'avenir d'un peuple, à une époque où le travail tend à dominer toutes les conditions sociales. Nous avons décrit ailleurs — et nous serons obligé de revenir sur cette question au cours de ce travail — tous les phénomènes qui se passent au niveau des maxillaires pendant l'évolution dentaire, tous les avantages d'une dentition régulière et saine, tous les dangers apportés par des dents mal disposées, mal entretenues et malades. Qu'on ne vienne pas nous dire que nous traitons là une question spéciale, que son tour viendra, etc. Non, c'est de l'hygiène générale que nous nous occupons. La bouche ne constitue qu'une partie de l'organisme, mais la plus importante, parce que c'est elle qui est l'intermédiaire normal entre lui et l'extérieur. Les dents ne sont pas des organes inutiles, dégénérés, comme on l'a prétendu ; ce sont des organes indispensables à la vie normale de l'individu. Ils ne sont pas un débris, un reste d'armes devenues inutiles par suite du progrès de la civilisation, comme les ongles, peut-être, vestiges de griffes ancestrales. Les dents sont indispensables à une digestion complète et salutaire. Chez l'enfant, dont tous les organes sont si frêles, elles jouent un rôle peut-être plus important encore que chez l'adulte, et c'est là qu'elles sont le plus souvent négligées, par ignorance de leur rôle dans la santé générale de l'être.

En hygiène, la tendance, depuis plusieurs années, a été de compliquer outre mesure les modes d'application de la prophylaxie scolaire, urbaine ou familiale. On s'aperçoit aujourd'hui que le meilleur auxiliaire de celui-ci, c'est l'habitude de la propreté ; car l'isolement, la désinfection, etc., ne sont que des moyens de la pratiquer dans certaines conditions spéciales, et les relations ordinaires de la vie en commun peuvent être réglées de manière à en faire comme une obligation inconsciente. Nul milieu éducateur n'est supérieur à cet égard à celui de l'école ; c'est là surtout que l'on se plie sans peine à de pareilles habitudes. De même que les murs des classes commencent à se meubler de tableaux récréatifs enseignant aux enfants les conséquences de la sobriété et les ravages dus à l'alcoolisme, de même il convient de leur apprendre chaque jour les bienfaits de la propreté corporelle..... Et bien, ce que d'autres ont fait pour l'hygiène du bâtiment, pour l'hygiène du corps, nous voulons le faire pour l'hygiène de la bouche. Nous insisterons sur ce fait que l'hygiène buccale, c'est l'hygiène de la totalité des voies digestives, c'est l'hygiène de la santé tout entière. Nous ne demandons pas à ceux qui nous croient d'être dentistes ; non, nous leur demandons de répandre la bonne parole et d'assurer par leur surveillance l'exécution des règlements que nous demandons à d'autres d'étudier : et nous pouvons terminer cet exposé de nos intentions et notre programme, en disant comme d'autres hygiénistes plus généreux :

«..... Certes, il faut que la France forme des citoyens instruits, connaissant leurs devoirs et leurs droits ; mais elle doit aussi faire des hommes robustes, aptes au service militaire, capables ainsi de servir leur pays par leur intelligence et par leurs bras. »

Dans cette mission patriotique, le rôle de l'instituteur est capital. A ce serviteur dévoué de l'enfance, il appartient non seulement de développer les facultés intellectuelles de ses élèves, mais encore, par une sollicitude de chaque jour, de maintenir intactes leurs qualités physiques.

En parlant du maître, nous n'oublions pas la maîtresse. Elle aussi qui n'a pas, comme l'homme, de travaux pénibles à faire, un service actif à effectuer pour le pays, a cependant besoin de forces pour mener à bien ses fonctions de mère; forte elle-même, elle donnera naissance à des enfants forts.

C'est donc à l'instituteur, à l'institutrice que reviennent l'honneur et le devoir d'apprendre aux enfants ce que c'est qu'une dent, l'importance du rôle que jouent les dents dans la mécanique générale du corps. Et voici comment nous concevons que le maître doit s'acquitter de cette tâche.

Il ne s'agit pas évidemment de donner aux enfants un enseignement didactique; ce n'est pas à nous de dire à ceux qui nous lisent combien on instruit plus facilement en amusant que de n'importe quelle autre façon. De même, il ne faut pas que les soins dentaires soient considérés par les élèves comme une corvée supplémentaire, venant s'ajouter encore à celles déjà si pénibles du débarbouillage, du lavage des mains et de la mise en ordre des cheveux. Non, le but ne serait jamais atteint, bien au contraire; l'enfant n'aurait qu'une idée, celle de se soustraire à cette obligation, et il réunirait dans la même réprobation, plus tard, l'hygiène dentaire et les pensums, les soins de la bouche et l'arithmétique, s'il n'avait pu s'initier jadis aux merveilles (!) si lointaines pour lui de cette science abstraite. Il y a là une question d'habileté professionnelle que les dévoués instructeurs de notre jeunesse moderne sauront résoudre au mieux des intérêts de la santé publique. Et dans les quelques considérations qui vont suivre, nous n'avons pas la prétention de leur donner des leçons, nous voulons seulement matérialiser notre pensée, exposer comment, suivant nous, l'introduction de l'hygiène dentaire dans les écoles n'est pas une utopie, et son application un vain mot.

Au début de l'enfance, dans les écoles maternelles, ce n'est pas la parole qui doit agir, ou si peu. L'enfant ne peut pas comprendre; mais c'est justement à cet âge que l'on peut influer heureusement sur lui, en lui donnant des habitudes qu'il contractera sans peine et qu'il aura des chances de conserver pour plus tard, Dès le plus jeune âge, on veillera à ce qu'il ne porte pas les mains à sa bouche à tout instant ; on a vu des déviations dentaires résulter de la succion du pouce ou de l'index. Mais, sans s'arrêter à ces cas, qu'y a-t-il de plus navrant que le spectacle de ces bambins tout barbouillés, mettant entre leurs lèvres des doigts sales, au delà de toute expression, salivant sur leur main noire, leur poing terreux ou poussiéreux, véhicule de tous les bacilles de l'air, des murs et du sol ? Et combien d'objets disparates semblent se donner rendez-vous dans cette petite bouche, y apportant le germe de tant de maladies, qui n'attendent qu'une occasion propice pour se développer ! Cailloux, herbes, crayons, papier, pièces de monnaie, tout, depuis le soulier que bébé mange ou mordille dans son berceau, jusqu'au porte-plume que l'écolier mâchonne devant sa tâche, ou plus souvent bien loin par la pensée de la salle d'études, tout aux jeux en plein air qui l'attendent à la sortie. Ce n'est pas tout, il semble que la bouche ne puisse jamais rester vide ; l'enfant en retire le papier qu'il mâche depuis une bonne heure pour y introduire son doigt en deuil de ses couleurs flétries ; à ce doigt succède un sucre d'orge dont l'action réside dans l'agglutination et la fixation des dernières poussières absorbées tout à l'heure. Ce sucre d'orge, on le met par terre, à côté du soi, pour faire autre chose, ou simplement pour essuyer ses mains au tablier d'autant plus souillé qu'il est noir et qu'on peut le porter plus longtemps sans qu'il paraisse bien sale. L'opération terminée, on ramasse le sucre d'orge que l'on remet dans sa bouche, à moins qu'un voisin ne s'en soit emparé et n'en use pour son compte personnel. Quelquefois, c'est spontanément que l'enfant, désintéressé, le partage avec un voisin moins fortuné, qui en suce un petit bout avant de le rendre à son légitime propriétaire. Mais, tout d'un coup, voilà un petit camarade qui fait son entrée et les deux enfants vont à la rencontre l'un de l'autre et, comme ils s'aiment bien et qu'on les a habitués à s'embrasser, ils tombent dans les bras l'un de l'autre et se souhaitent la bienvenue dans un baiser donné de lèvres à lèvres.

Une autre scène est celle-ci : les petites filles apprennent à coudre et dame, elles apportent toute leur attention à ces premiers points. Il est incroyable de constater le rôle que les dents jouent dans la couture. C'est avec les dents qu'on coupe le fil ; voilà un vilain nœud qui s'est formé dans l'aiguillée ! Vite, les dents pour le défaire ; le fil s'est séparé en ses divers filaments, et il n'y a pas moyen de le faire pénétrer en entier dans le trou de l'aiguille ; et voilà qu'on le régularise avec les dents, on le mouille entre ses lèvres et, bien mouillé, on le retord entre les doigts. Il ne passe pas encore ; on recommence l'opération ; avez-vous vu la couleur que prend un fil blanc au cours de ces dernières opérations ?

Un malheur fréquent est celui-ci : c'est l'heure de la collation, suivant ses goûts et la fortune de son père, l'écolier sort de son panier la tartine de pain couverte de beurre, de fromage, de confiture... ou d'espoir. Mais un faux mouvement la fait tomber par terre où tant de petits pieds ont apporté de la boue qui se dessèche, de la poussière de la route, ou plus simplement à même le chemin où tout passe, hommes et animaux, où chacun crache, etc., et tous de rire de la mine déconfite du bambin qui, lui, ramasse sa tartine et la reporte à sa bouche après avoir le plus souvent simplement soufflé dessus !

Et ainsi de suite ; toutes scènes charmantes et de nature à réjouir les yeux et le cœur, de ceux qui voient tout simplement dans ces petits tableaux l'étalage du charme et de l'insouciance de l'enfance, ignorante des soucis et des peines de demain. Mais pour nous, hygiénistes, quel sujet d'inquiétudes et de plaintes justifiées. Ces petites mains, nous les voyons chargées d'impuretés, ces objets de toute sorte nous en voyons la surface comme à travers une loupe puissante et sur le sucre d'orge, ce sont des préparations microscopiques que nous apercevons. Là se sont donné rendez-vous tous les bacilles possibles, depuis le staphylacoque jusqu'au pneumocoque et au microbe de la tuberculose. Ce fil dur à couper nous le voyons éraillant la surface de l'émail dentaire, créant un asile à jamais inviolé à nos colonies microbiennes en quête d'un domicile ; dans l'innocent baiser de tout à l'heure, nous constatons l'échange fraternel de germes infectieux ; et notre vision d'aujourd'hui nous emporte vers la vérité de demain. Combien de ces jolis sourires se sont fanés, combien de rangées de perles blanches se sont irrémédiablement tachées, désunies ! Combien de couleurs se sont flétries sous l'action de la maladie victorieuse ? Enfin, combien de trous dans cette petite bande, combien d'écoliers sont recouverts maintenant par ces fleurs au milieu desquelles ils rêvaient de s'ébattre en mâchonnant leurs porte-plumes ! Pertes qui auraient été évitées si Paul n'avait pas apporté à Pierre les germes de la maladie auquel il ne devait pas résister, ou si l'enfant lui-même n'avait introduit dans son organisme les microbes pathogènes, en l'absence desquels le refroidissement qui devait l'emporter n'eût été qu'une indisposition passagère et sans gravité.

Voilà comment, malgré nous, dès le début, nous nous trouvons en pleine hygiène générale tout en ne voulant nous occuper que d'hygiène spéciale, parce que l'une et l'autre sont inséparables, au moins à ce stade, au moins chez l'enfant.

A ce premier âge la tâche de l'instituteur ou de l'institutrice est toute matérielle. Ce n'est pas la peine de donner d'explications aux enfants, explications qu'ils ne pourraient pas comprendre. Il faut leur faire prendre des habitudes autres que celles qu'ils ont contractées chez eux et, somme toute, tous les moyens de douceur et de persuasion sont bons à cet effet. En très peu de temps, de nouvelles mœurs seront contractées. Montrer aux enfants — *par l'exemple* — que, si tant est que cela soit indispensable entre étrangers — on peut s'embrasser autrement qu'à pleines lèvres ; avec patience, retirer de la bouche du bambin la main qu'il a jugé utile d'y introduire partiellement ou totalement ; ne pas lui laisser abîmer son crayon ou son porte-plume ; supprimer le sucre d'orge autant que possible, en tous les cas si on est obligé de le tolérer de temps à autre, s'assurer qu'il reste absolument individuel ; expliquer aux petites filles qu'il existe d'autres moyens que l'aide fournie par les dents pour assouplir un fil rebelle, etc., etc. C'est en somme une tâche toute de surveillance et combien intéressante, combien féconde, puisqu'elle a pour résultat de préserver des santés, de sauver des vies humaines.

Et l'action de l'instituteur devra s'étendre au dehors ; aux parents devront être signalées les mauvaises habitudes prises et leurs dangers ; à la maison l'enfant retrouvera une surveillance analogue. Plus on le prendra jeune, mieux il acceptera le changement qu'on lui impose, surtout si l'on agit avec douceur, persévérance, sans cris ni reproches inutiles.

Mais l'enfant a grandi, il a de six à treize ans, âge auquel il quitte le maître. Alors son intelligence s'est ouverte et, dans ce cerveau malléable, vierge encore de toute impression extérieure, l'enseignement peut et doit laisser une trace durable. C'est le moment d'expliquer à l'enfant comment il vit et comment il peut se maintenir en bon état de santé. Apprendre à lire et à écrire aux enfants, c'est bien, c'est leur donner des armes pour plus tard ; les instruire sur la sage administration de Charlemagne, sur les exploits de Jeanne-d'Arc et les mystères de la guerre de Cent ans, ce n'est pas mal, surtout si on en tire des exemples salutaires et des conclusions pratiques ; mais, de même qu'il y a quelques années, on négligeait l'histoire contemporaine et que tel enfant, suffisamment documenté sur la casquette et le vieux pourpoint de Louis XI, se fut trouvé bouche-bée si on lui avait parlé de la bataille de Sédan, de même on néglige trop l'enseignement des choses les plus élémentaires de l'existence. Les leçons de choses sur les fleurs, les animaux, etc., se sont multipliées ; mais faites donc aussi des leçons de choses sur l'hygiène ; l'hygiène est de tous temps et de tous les âges ; on a fait beaucoup de progrès dans ce sens ; il y en a encore d'énormes à faire.

Apprenez aux enfants ce que c'est que la vie, comment elle s'entretient ; initiez-les tout petits aux phénomènes de combustion dont l'organisme est le siège, au fonctionnement des divers organes. De même qu'ils apprendront plus tard à connaître les machines agricoles, qu'ils connaissent la machine humaine et, de même alors qu'ils sauront, par des soins appropriés, assurer le bon fonctionnement de celles-là, de même ils veilleront à la bonne marche de celle-ci, pour leur plus grand bien et pour celui de la nation et de la société.

Il est d'ailleurs à remarquer que cet enseignement intéresse vivement l'enfant qui réfléchit ; il suffit de le faire d'une façon attrayante, d'en faire l'objet de causeries. L'enfant ne comprend pas la nécessité de se laver les mains : est-ce que le père ne se met pas à table, en entrant des champs, sans se laver les mains ? Est-ce que la mère se passe les mains à l'eau avant d'aller traire ses vaches ? Et en revenant donc ? Un reproche de ce genre tombera à faux et bien souvent d'ailleurs l'institutrice ne dit rien. Elle fait elle-même la rapide toilette des mains sales — et c'est tout. Allez donc dire aux enfants de se nettoyer la bouche et les dents ! Jamais de leur vie ils n'ont entendu parler de cela ! Qu'est-ce encore que cette complication, cette idée bizarre, cette création de l'esprit du maître ! Il faut travailler, il faut être sage, il faut se laver les dents, que sais-je ? Ces soins-là équivaudraient à un pensum ou à un quart d'heure de piquet !

Il faut d'abord apprendre aux enfants ce que sont les dents, à quoi elles servent, quelle est leur importance, quelles sont leurs maladies et les conséquences de ces maladies. Il faut les prendre par la coquetterie, par l'amour-propre, créer une véritable émulation entre eux ; détruire le sentiment de crainte qui leur ferait éviter le dentiste ou le médecin. Les quelques leçons que nous publions à la suite de ces pages sont des exemples de ce que l'on peut leur dire de façon à ne pas troubler leur mémoire et à ne pas la surcharger. A côté des jolis tableaux que l'on met sur les murs pour décorer la salle d'école, tableaux montrant les avantages du travail, les maladies des végétaux, les dangers de l'alcoolisme, pourquoi ne suspendrait-on pas des gravures représentant les ravages causés par la carie dentaire ? Pourquoi n'utiliserait-on pas les projections, en un mot, tous les moyens aptes à frapper l'imagination de l'enfant d'une façon durable ? On a construit de belles écoles, de vastes salles ; on n'a pas expliqué aux enfants pourquoi il fallait de l'air et de la lumière ; il est vrai qu'on a aussi négligé de l'apprendre aux parents, aux fonds desquels on faisait cependant appel. Tant que beaucoup prétendent qu'il est mauvais d'envoyer les enfants dans des locaux aussi luxueux parce que c'est donner aux écoliers la désaffection de l'humble logis paternel !

A côté de cet enseignement qui ne doit jamais être purement théorique, le maître placera la nécessité de donner aux écoliers les bonnes habitudes dont nous parlions plus haut et de les leur conserver s'ils les ont déjà acquises. Si les enfants prennent leur repas à l'école, il veillera à ce qu'ils prennent le temps de déjeuner, à ce qu'ils mâchent suffisamment leurs aliments. car naturellement ils se hâtent le plus possible pour aller jouer et profiter pleinement de la récréation qui les attend. Il portera attention au mal de dents au lieu de le considérer comme négligeable. Et en agissant ainsi, il fera œuvre bonne et saine, parce qu'il en verra lui-même les fruits. L'esprit de tout être est d'autant plus éveillé, son attention d'autant plus soutenue. que son organisme est plus résistant, que toutes ses facultés sont plus puissantes et que rien ne vient détourner sa pensée de l'objet sur lequel on s'efforce de la fixer. Beaucoup d'enfants que l'on dit paresseux sont des enfants malades jusqu'à un certain point. Ils ne sont paresseux que parce qu'ils sont fatigués. Les aliments sont mal mastiqués soit par négligence, soit par insuffisance de l'appareil dentaire ; les digestions sont longues, pénibles, absorbant une grande partie de l'activité de l'organisme ; les fonctions intestinales s'effectuent mal, l'assimilation est incomplète, insuffisante ; le sommeil est mauvais, troublé de rêves et de cauchemars. Allez donc demander à l'enfant du cœur au travail ; sa machine ne peut donner le rendement qu'on sollicite d'elle. On agit sur l'écolier ; on l'aigrit, on le rebute. on réveille chez lui de mauvais instincts d'indiscipline et de rébellion qui ne s'endormiront plus. Qui, d'entre vous, n'a souffert, fût-ce quelques instants, des dents ? Quel mal empêche davantage de s'occuper de quelque travail suivi et comment n'en serait-il pas de même chez l'élève, faible organisme déjà chargé de besogne, puisqu'il est, en tout ou en partie, en voie d'évolution ?

Ainsi, enseignement récréatif, surveillane constance et effective, voilà en quoi consiste la besogne du maître d'école au point de vue qui nous occupe. Est-ce demander l'impossible ? Nous sommes sûrs, du contraire, et ceux-là auxquels nous confions nos enfants ne nous refuseront jamais ce petit supplément de travail, ce mince effort d'attention, insignifiant auprès des résultats à obtenir. Dans tout ce qui précède, nous ne parlons pas des soins dentaires proprement dits, et en effet nous jugeons qu'il est impossible aux instituteurs d'en assurer l'exécution. Peut-être pourrait-on arriver au rinçage de la bouche après chaque repas — mieux, après le repas de midi et à l'arrivée de l'enfant à l'école, le matin. Passe pour les tout-petits, mais les grands ? Dans ce sens-là, il faut agir sur les familles, mais nous ne sommes pas encore à l'époque où les enfants se brosseront les dents chaque jour de par la volonté des parents. Toutefois, l'instituteur pourrait signaler le mauvais entretien de la denture d'un enfant ; celui-ci, instruit à l'école, raconterait chez lui ce qu'il a vu, ce qu'on lui a dit, ce qu'on lui a montré ; peut-être ainsi, arriverait-on à quelque chose ; mais n'allons pas plus loin et ne rendons pas nos expériences irréalisables en demandant trop et en compliquant outre mesure la besogne des maîtres.

C'est justement contre cette force d'inertie que l'on trouvera dans les familles, demain comme aujourd'hui, qu'il s'agit de lutter ; c'est la pratique de soins bucco-dentaires réguliers, journaliers, qu'il faut établir, et cela appartient à une organisation indépendante de l'instruction publique : nous voulons parler de l'assistance. Dans les grands établissements scolaires, il y a un dentiste attaché à l'établissement ; nous voudrions savoir combien de fois ils sont consultés par les membres de la communauté à laquelle ils sont affectés. Dans les petits établissements, dans les communes, dans les campagnes, on n'a absolument rien fait.

Encore une fois, la raison en est qu'on ne peut imposer de nouveaux frais aux habitants, des frais surtout qu'ils considèrent comme superflus. On ne peut pas obliger un citoyen français entêté à mener son enfant chez le dentiste pas plus que chez le médecin. Au point de vue médical — et nous demandons tout simplement qu'il en soit de même au poin de vue dentaire — on a fait quelque chose : dans l'intérêt de la communauté on exclut tout enfant soupçonné de causer un danger par sa présence. En le renvoyant dans sa famille, on montre à celle-ci qu'il y a quelqne chose d'anormal, on lui découvre une maladie qu'elle ignorait chez son bambin, et en attirant son attention sur le danger qu'elle ne pouvait connaître, on lui fait penser au médecin, qu'elle sera d'ailleurs obligée de faire venir au moins pour obtenir le certificat de guérison. Nous voici donc amenés à voir les efforts tentés dans cet ordre d'idées au point de vue médical.

L'inspection médicale est encore assez mal organisée en France, ou, pour mieux dire, elle n'existe pas encore d'une façon universelle et régulière. Chose curieuse ! Les instituteurs ne se montrent pas très partisans de l'inspection médicale, prétendant qu'ils peuvent rendre celle-ci inutile par le degré d'instruction et de compétence qu'ils peuvent acquérir en hygiène. Il y a là une exagération notoire sur laquelle nous n'insisterons pas. En France, l'inspection médicale n'existe en fait que dans les grandes et moyennes villes (Règlements de 1881 et 1886). En 1882, le 2me Congrès International d'Hygiène de Genève a établi les devoirs du médecin d'école, et nous nous arrêterons quelque peu à ce règlement, qui pourrait servir de modèle à un règlement de même nature destiné au dentiste d'école.

«..,.. Il est tout d'abord convenu qu'un médecin n'aura pas sous sa surveillance plus de six écoles, soit un maximum de 1.500 à 2,800 enfants.

Le médecin..... passera en revue tous les enfants venant pour la première fois. Cet examen pourra être superficiel pour les élèves déjà vus l'année précédente et qui reviendrout à l'école porteurs d'un livret individuel.

L'examen des nouveaux élèves portera sur les points suivants :

1°, 2°, 3°, etc., 5° Bouche, dents (propreté, période actuelle de la dentition), 6°, 7°, etc.

12° Tout cas de maladie transmissible doit être porté par le maître à la connaissance du médecin inspecteur ; etc...

Remplaçons dans ce qui précède le mot médecin par le mot dentiste et nous aurons ce que nous désirons : que chaque élève soit vu à son arrivée à l'école, que soient notés l'état de sa bouche et la période de sa dentition ; que tout cas de carie dentaire soit signalé par le maître au dentiste inspecteur et à la famille de l'enfant ; que des visites régulières soient passées de la bouche des enfants et que ceux-ci soient tenus de se soumettre à des soins hygiéniques, préservatifs et curatifs.

Car il ne suffit pas que l'on constate l'état de la bouche des enfants ; il faut que l'on remédie à cet état s'il est mauvais, qu'on l'empêche de se compromettre s'il est bon.

Ajoutons encore ; chaque jour, on découvre de nouvelles complications imputables à la carie dentaire. Il y a quelques années, le docteur Jacquet démontrait que la pelade reconnaît souvent une origine dentaire, et à l'heure actuelle, cette doctrine longtemps controversée est avérée (1). Bien plus, il est indéniable que certaines

(1) Nous ne voudrions pas, cependant, par cette assertion, donner aux maîtres qui nous lisent une trop grande sécurité vis-à-vis de la pelade A l'heure actuelle, on peut dire qu'il existe non pas une, mais des pelades. Les unes sont contagieuses, les autres ne le sont pas ; dans la pelade dentaire, qui constitue un trouble trophonévrotique, et qui n'est pas contagieuse par elle-même, il n'y a généralement qu'une plaque ; dans la pelade contagieuse, on en note plusieurs, jusqu'à 12 à 15 ; on a même vu la maladie s'étendre à toutes les parties du corps couvertes de poils. « La Pelade, la plus innocente en apparence des teignes, est peut-être la plus dangereuse, au point de vue de la contagion, en ce sens qu'elle peut passer longtemps inaperçue. Un enfant, dans ses cheveux épais, peut avoir une ou plusieurs petites plaques dénudées sans qu'on y fasse attention, et pendant cette période, il peut communiquer à ses camarades une affection dont il n'a pas même conscience.....» (Dr Delpech). On sait, d'autre part, que l'existence de la pelade est une cause de non admission et une raison d'exclusion des écoles maternelles : combien d'enfants n'a-t-on pas ainsi éloignés de l'école qui

tuberculoses ganglionnaires ont pénétré dans l'organisme par l'intermédiaire d'une dent cariée, et la possibilité d'une pareille éventualité n'est-elle pas de nature à épouvanter les plus impassibles? Enfin, nous avons prouvé que la santé générale dépendait, dans de grandes limites, de l'état de la dentition (1) ; il en résulte que pour avoir plus de personnes bien portantes, il faut avoir plus de personnes ayant de bonnes dents ; il y va donc dans une grande mesure de l'avenir de la race. Moins d'êtres chétifs, et nous aurons de plus beaux enfants — et nous en aurons de plus nombreux. Collaborons, pour notre part, nous, dentistes, à cette régénération. Il y suffit d'un faible effort, aidé par beaucoup de bonne volonté consciente.

---

n'étaient porteurs que d'une pelade nerveuse, que peut-être quelques soins hygiéniques dentaires eussent fait disparaître! En tout état de cause, néanmoins, et dans l'impossibité où l'instituteur est naturellement de distinguer la pelade dentaire de la pelade teigneuse — puisque l'accord n'est même pas fait à ce sujet dans le monde médical — le devoir du maître est de signaler tout cas de pelade au médecin et, sur l'avis de celui-ci, au dentiste.

(1) D'une enquête à laquelle s'est livrée un médecin de nos amis dans certains hôpitaux parisiens, il résulte que 87 °/₀ des malades qu'il y a rencontrés et qui étaient venus échouer dans les lits de l'Assistance pour affections gastriques ou intestinales, étaient porteurs de dents cassées profondément ou n'avaient plus de dents.

CHAPITRE II

De l'hygiène dentaire considérée dans ses rapports avec l'hygiène générale

Quel rôle jouent les dents en hygiène ? Ici encore nous sommes obligés d'entrer dans certains développements. On sait que l'organisme est constitué d'un nombre considérable de cellules formant des tissus différenciés et c'est cette différenciation qui permet leurs diverses fonctions. Toutes ces cellules sont construites sur le même plan ; elles proviennent toutes d'ailleurs d'une cellule unique. Schématiquement on peut les remplacer par une seule cellule géante qui représenterait l'organisme tout entier ; la vie dès lors résulte des échanges qui ont lieu entre cette cellule et l'extérieur. Pour que le protoplasma de cette cellule puisse absorber, s'assimiler les éléments qu'on lui apporte, il faut que ces éléments soient chimiquement très voisins de sa substance ; autrement ils ne joueraient vis-à-vis de lui que le rôle de corps étrangers et seraient rejetés sans modifications ; il faut en un mot qu'ils soient assimilables. Cette dernière qualité est le résultat de phénomènes complexes, dont l'ensemble constitue la digestion ; ces phénomènes se passent à *l'extérieur* de l'organisme — cela est évident d'après ce que nous venons de dire. Et, en effet, le tube digestif aussi bien que l'appareil respiratoire, qui n'en est embryologiquement qu'un déverticule, sont externes à l'organisme ; leur surface continue exactement la surface visible du corps, elle est constituée par un revêtement épithélial — comme la peau — modifié suivant les plans, suivant les organes, suivant les fonctions spéciales qu'il est appelé à remplir. Imaginons qu'en un de ses pôles notre grande cellule s'invagine et qu'il se produise ainsi une dépression en doigt de gant ; que le même phénomène se produise symétriquement au pôle opposé ; ces deux invaginations finiront par se rejoindre, les extrémités en contact s'uniront, la cloison de séparation se résorbera et notre cellule sera tranchée par un tube qui tout en la traversant de part en part sera extérieur en somme à la cellule même, à sa matière constitutive. L'un des orifices en sera la bouche par laquelle s'introduiront les aliments ; ceux-ci pour contribuer à la nourriture de la cellule proprement dite devront passer à travers la membrane qui tapisse ce tube après avoir subi au cours de leur passage dans les parties supérieures du tube les transformations nécessaires ; puis leur surplus, leur partie inutilisée sera rejetée par l'anus, ouverture inférieure du tube. Ces considérations ne sont pas étrangères à notre sujet et nous voici, ayant schématisé la réalité, en mesure de faire efficacement comprendre le rôle que joue dans la digestion l'appareil dentaire, bien plus les conséquences et les dangers de son absence ou de son mauvais fonctionnement.

La nutrition de l'organisme s'effectue par une série de phénomènes chimiques. Ces phénomènes se déroulent au niveau des divers étages du tube digestif. Aux aliments incorporés par la voie buccale viennent se mêler les divers sucs digestifs, salive dans la bouche, suc gastrique dans l'estomac, bile, sucs pancréatique et intestinal dans l'intestin, tous produits qui sont, au demeurant, de puissants réactifs chimiques dont l'action a pour résultat la transformation des substances si complexes qui sont absorbées en une bouillie liquide et homogène, alimentaire, assimilable. Deux phénomènes physiques collaborent à cette transformation : la division, la trituration des aliments opérée dans la cavité buccale et les phénomènes d'osmose grâce auxquels la bouillie alimentaire pénètre dans l'organisme à travers le revêtement épithélial de l'intestin. Ne nous occupons que de la trituration et de la division des aliments ; c'est le seul phénomène qui nous intéresse, le seul qui soit de notre ressort, le plus important de tous puisqu'il préside à tous les autres et que de sa bonne exécution dépend l'évolution normale des suivants.

C'est un principe bien connu, fondamental même, en chimie que les sécrétions chimiques se produisent d'autant plus rapidement et d'autant plus complètement que les substances mises en présence sont plus divisées et plus intimement unies, surtout lorsque ces réactions sont lentes et peu actives. Ce qui se passe en dehors de l'organisme est identique à ce qui se passe dans le tube digestif. Tandis qu'un morceau de mie de pain simplement imbibé de salive ne changera guère de volume, la même quantité de pain réduite en parcelles sera rapidement transformée en un liquide blanchâtre. Il faut que les aliments soient divisés en de multiples parties pour que les sucs digestifs agissent sur eux et ces derniers auront une action d'autant plus puissante que la division sera plus complète, poussée plus loin : tous leurs éléments utiles seront ainsi rendus assimilables. Or chez l'homme, cette division des aliments, cette trituration se fait toute entière dans la bouche, au moyen des dents. Sans doute l'estomac possède une puissante tunique musculeuse et est le siège de mouvements pendant la digestion, mais ces mouvements n'ont d'autre but que de soumettre toute la masse alimentaire à l'action du suc gastrique ; ils sont incapables d'amener la division des aliments qui doit être achevée quand ceux-ci franchissent le cardia. Ce rôle est dévolu à l'appareil dentaire, d'ailleurs admirablement différencié à cet effet. La mastication constitue le premier acte de la digestion ; il en est le plus important parce que s'il ne s'effectue pas normalement et complètement, les sucs digestifs n'ont plus leur maximum d'action, la digestion elle-même, par suite l'assimilation et enfin la nutrition de l'organisme sont irrémédiablement compromises.

Des muscles puissants et nombreux n'ont d'autre rôle physiolosique que d'assurer la mastication. C'est dans le sens naturel que se font les mouvements les plus étendus de la mâchoire, à cause de la forme même de l'articulation. Dans le broiement des substances alimentaires par les molaires, c'est le mouvement de haut en bas qui domine, combiné avec un léger mouvement de droite à gauche ou de gauche à droite qui permet aux couronnes de glisser les unes sur les autres. Dans l'incision des substances de moyenne consistance (fruits) par les incisives, ce sont les mouvements de haut en bas et d'avant en arrière qui sont utilisés (muscles ptérygoïdiens). Nous verrons plus tard que l'appareil dentaire se modifie suivant l'usage auquel il est destiné, suivant l'alimentation de l'être auquel il appartient. Ce que nous voulons montrer maintenant, c'est que la trituration des aliments est tellement importante qu'elle est effectuée chez tous les animaux, se nourrissant de matières solides, du haut en bas de l'échelle et que, chez les animaux même n'ayant pas de dents, il existe un appareil spécial, musculaire, corné, etc., y suppléant, aussi bien chez les Vertébrés que chez les Invertébrés. La présence constante de cet appareil masticatoire n'est-il pas une preuve de son incontestable utilité ?

Chez les ruminants, la digestion ne peut s'effectuer au fur et mesure de l'absorption des aliments à cause de la quantité souvent considérable de ceux-ci. L'animal est conduit aux champs et, pendant le temps qui lui est octroyé, il emmagasine le plus d'herbage possible. Ces aliments à peine touchés par les dents sont déglutés et vont s'accumuler dans une vaste poche stomacale, la panse. De là, par petites quantités ils passent dans un second estomac à parois épaisses et musclées qu'on appelle le bonnet, puis ils remontent peu à peu dans la bouche, chassés par le bonnet et aidés dans leur ascension par les mouvements antipéristaltyques de l'œsophage.

Dans la cavité bucale, alors, l'animal les soumet à une mastication complète avant de les dégluter de nouveau. La rumination constitue le phénomène de retour que nous venons de décrire. Bien mâchés les aliments sont alors avalés et passent directement dans le feuillet, puis dans la caillette ou estomac proprement dit ; là seulement ils subissent l'action du suc gastrique.

Chez les oiseaux, la bouche est remplacée par un bec corné dépourvu de dents ; ce bec n'est guère utilisé que pour la préhension. Il sépare la graine de ses enveloppes, si la graine est grosse, mais le plus souvent l'oiseau avale les corps qu'il destine à son alimentation dans l'état où il les prend, sans les broyer ni les triturer ; aussi a-t-il un estomac spécial qui suppléera à ce défaut de mastication. Celui-ci est différencié en deux parties ; l'une, c'est l'estomac proprement dit ou ventricule succenturié qui arrête le suc gastrique, l'autre c'est le gésier, extraordinairement fort, aux parois musculaires épaisses et puissantes, souvent renforcées de cailloux et de graviers. Ces matières avalées par l'oiseau sont inutiles par elles-mêmes, mais mobilisées par les parois de l'estomac, elles contribuent à la trituration des aliments ; schématiquement on peut dire que chez les oiseaux, la mastication a lieu dans l'estomac.

Chez les arthropodes (insectes), l'appareil de la mastication est limité à ceux des animaux qui en ont besoin de par la nature de leur nourriture. On a pu diviser à ce point de vue les insectes en broyeurs, lécheurs, suceurs, piqueurs. Les premiers seuls nous intéressent. Le hanneton en est un type connu de tous ; les divers organes qui forment la bouche constituent l'armature buccale et jouent tous un rôle dans la préhension et la mastication, ils sont tous chitinisés.

Voici comment est constituée l'armature buccale du hanneton :

a) Une petite lamelle médiane insérée sur le front, un peu au-dessus de la bouche, c'est la *lèvre supérieure*, mobile ; *b)* les mandibules, situées l'une à droite, l'autre à gauche, au-dessus de l'organe précédent, arquées en forme de serpe, dentées intérieurement ; ce sont les organes essentiels de la mastication ; *c)* viennent ensuite les mâchoires (deux également) composées de quatre pièces principales : pièce basilaire portant extérieurement un *palpe* mobile (pièce tactile); intérieurement, une lame dentelée, appelée intermaxillaire ou *lacinia*, et entre les deux la galée (pièce tactile) ; l'intermaxillaire joue un rôle important dans la mastication ; *d)* une lèvre inférieure.

En outre, chez ce genre d'insectes, l'estomac est généralement double comme chez les oiseaux et présente un *ventricule chylifique*, véritable estomac secrétant le suc gastrique et un *gésier* auquel fait suite le précédent destiné à triturer les aliments.

Chez les crustacés, l'armature buccale est encore très complexe, comprenant d'avant en arrière une paire de mandibules, deux paires de mâchoires et trois paires de pattes-mâchoires ; de plus, chez l'écrevisse, par exemple, on remarque dans l'estomac, dans la région pylorique, trois épaississements chitineux de la paroi, à bord denté, l'un est médian et supérieur, les deux autres latéraux ; ces organes sont mûs par des muscles spinaux puissants et destinés à la trituration des aliments.

Descendons encore un échelon ; parmi les Mollusques voici la seiche, qui nous présente au centre de sa couronne tentaculaire, une bouche, entourée de deux mâchoires cornées placées comme pour former un bec de perroquet renversé ; mais surtout dans cette bouche se trouve une éminence, rappelant la langue des Vertébrés, c'est la Badula recouverte de lamelles et de crochets et qui représente l'organe masticatoire.

Enfin, chez les échinidés dont l'Oursin est le type, la bouche est munie d'un appareil masticatoire spécial qu'on appelle la lanterne d'Aristote ; cet appareil se compose de cinq pièces calcaires creuses ayant la forme de pyramides triangulaires, exactement juxtaposées et mues par plusieurs muscles. Chaque pyramide porte en dedans et le long de sa face externe une dent qui se prolonge un peu au delà du sommet de la pyramide et qui est visible au dehors au niveau de la bouche.

Ainsi donc, partout nous trouvons un appareil destiné à la mastication ; là où il n'y en a pas, l'animal se nourrit de substances solubles. Dans bien des cas, cet appareil est dépourvu d'organes spéciaux susceptibles de rappeler les dents et dès lors n'est-il pas impossible de lui affecter un rôle de défense, comme on l'a fait pour les dents qui, pour certains, représentaient des armes dégénérées et déviées de leur but primitif. Il faut donc en conclure que la mastication est une opération fondamentale au début de la digestion. Donc, nos dents nous sont utiles, indispensables même.

Et cette utilité existe à tous les âges de la vie, naturellement, mais surtout aux âges extrêmes, et notamment pendant l'enfance, A cet âge, en effet, le tube digestif est excessivement frêle, ses parois très fragiles, comme tout le reste de l'organisme. Le travail qu'il est appelé à fournir et que l'on a gradué depuis le moment où le petit être a vu le jour jusqu'au moment où le maître le reçoit à l'école doit être normal, et pour que ce travail soit normal, il faut que chaque organe remplisse sa fonction et rien que sa fonction. Les dents doivent remplir la leur, et il faut veiller à ce que les enfants laissent séjourner leurs aliments dans la bouche pendant un espace de temps suffisant pour que la mastication puisse en être faite complètement. Aussi bien, si les aliments ne sont pas ou sont mal mâchés, arrivés dans l'estomac, ils y séjournent beaucoup plus longtemps qu'ils ne doivent y demeurer, parce que la nature essaie toujours de compenser, par le travail supplémentaire d'un organe, le manque de travail d'un autre organe, et l'estomac plus longtemps manie la masse alimentaire, en même temps que sa muqueuse sécrète plus de suc gastrique, essayant par la quantité d'obtenir le résultat que défend le manque de division. Puis les aliments passent dans l'intestin, irritent la muqueuse, subissent mal l'action des sucs digestifs, et ce n'est qu'une partie de leur masse qui devient assimilable et contribue effectivement à la nutrition générale. Dans les premiers temps, cette difficulté des digestions provoque une intolérance gastrique qui se traduit le plus souvent par des indigestions, des vomissements, des régurgitations comme si l'organisme faisait comprendre qu'il ne peut venir à bout de la tâche qu'on lui impose. Puis ce surcroît de travail est toléré quelque temps, jusqu'à ce que estomac et intestin se fatiguent, et progressivement cessent leurs fonctions — à moins que celles-ci ne s'altèrent, et nous voilà à l'origine de bien des gastralgies d'abord, puis des gastrites, des enthérites, de toutes affections dont le développement et l'entretien sont de nature à nuire, à compromettre à tout jamais la santé, voire la vie d'un enfant plein de force.

Le fait de mâcher les aliments constitue donc une première observance des règles de l'hygiène la plus élémentaire et le fait de ne pas employer ou de mal employer ses dents pour se nourrir est analogue à celui qui consisterait à ne pas se servir de ses yeux pour voir ou de ses pieds pour marcher. Mais ce n'est pas tout, il faut encore deux choses : 1° Il faut que l'usage des organes dentaires soit possible ; 2° Il ne faut pas qu'il y ait à côté de l'aide que nous apportent nos dents au cours de la digestion un danger pour nous à les utiliser. Par conséquent, il est nécessaire que nos dents soient en bon état, bien placées et complètes d'une part ; d'autre part, il faut qu'elles soient propres. Et ainsi se trouvent résumées ces indications importantes d'hygiène dentaire spéciale : nettoyage régulier des dents pour les débarrasser des bactéries qui se fixent à leur surface, entretien des dents, lutte contre les anomalies de position ou de direction, lutte contre la carie dentaire dont le terme ultime est la destruction totale de l'organe atteint.

Savez-vous manger ?

Savez-vous manger ?

Cette question vous étonne ?

Ce qui vous étonnera davantage, c'est ma réponse.

Non, vous ne savez pas manger.

On vous a souvent conseillé de bien mâcher vos aliments, vous vous y êtes quelquefois appliqué croyant que c'était parfait ainsi ; détrompez-vous, vous n'avez jamais mastiqué suffisamment.

Un Journal de Paris expliquait récemment comment l'américain Fletcher, condamné dès l'âge de trente ans par les médecins de toutes les Compagnies d'assurances, réussit à recouvrer une parfaite santé, grâce à une mastication intense.

Son organisme était ruiné par absence de mastication. Il lui était arrivé ce que nous observons tous les jours.

Voici, en effet, ce qui se passe la plupart du temps :

Vous avez de mauvaises dents ou des dents absentes, et vous n'avez pas la patience de prolonger suffisamment la mastication.

Vous avez des dents sensibles et vous avalez des morceaux tout entiers pour ne pas réveiller une vive douleur.

Vous n'avez pas d'appétit et vous mâchonnez les aliments sans énergie ni conviction, puis vous avalez au plus vite pour vous débarrasser d'un repas qui devient pour vous une corvée.

Ou bien vous avez grand'faim, vous êtes pressé, vous absorbez avec avidité les aliments que l'on vous sert. Quelques coups de dents et voilà toute la mastication ; vous envoyez promener votre bol alimentaire dans l'estomac par un énergique mouvement de déglutition ; vite, vite, car déjà l'autre bouchée attend à l'extrémité de la fourchette !

Vous vous mettez à table pour vous restaurer et renouveler vos forces, mais vous accomplissez toujours si mal cette fonction, que votre but n'est pas atteint, car vous ne savez pas manger.

Manger, c'est triturer les aliments un nombre considérable de fois ; c'est les réduire en une bouillie tellement liquide qu'aucun effort de déglutition apparent n'est plus nécessaire pour les faire passer de la bouche dans l'œsophage.

Les résultats de cette pratique, si simple en apparence, sont énormes.

Les aliments arrivant à l'état de crême bien ensalivée dans l'estomac, celui-ci n'a qu'un infime effort à produire pour que son suc se mêle au bol alimentaire, et il en sera de même des autres organes et glandes qui se succèdent dans le tube digestif. Tandis que les morceaux avalés ne sont digérés forcément qu'à leur périphérie, chaque atome de substance bien broyée sera assimilé d'une façon parfaite et sans aucune fatigue pour les organes de la digestion.

Mais ce qui est autrement important, c'est lorsque les vaisseaux chylifères absorberont cette substance si merveilleusement préparée pour emporter dans toutes les parties du corps des éléments d'une grande richesse.

Nos muscles, nos nerfs, notre cerveau, connaîtront peu la fatigue ; la maladie entamera difficilement un organisme rendu invulnérable par les puissants et riches éléments qu'il lui oppose.

Nous n'aurons plus besoin de demander à de savantes combinaisons culinaires d'exciter notre appétit, car en mâchant consciencieusement les aliments, nous leur trouverons des saveurs que nous ne leur connaissions pas jusqu'ici,

Essayez de mastiquer énergiquement le pain, les aliments féculents, les légumes ; broyez-les cent fois, votre palais sera agréablement surpris de la diversité des goûts exquis qui se dégagent du mélange intime de la salive et de l'aliment.

Toute substance introduite dans la bouche, les panades, les purées, le beurre, le lait, les liquides même, doivent être mastiqués ou gardés un assez long temps dans la bouche pour que le mélange salivaire soit parfait.

Mangez très peu et buvez encore moins en mangeant. Du reste, en mastiquant beaucoup on n'éprouve nullement le besoin de boire, car les glandes salivaires, longuement sollicitées, inondent les aliments de leurs sécrétions.

Ne mangez pas si vous êtes trop pressé, fatigué ou préoccupé ; c'est un travail inutile que vous imposez à votre tube digestif et qui, loin de vous venir en aide, met une entrave à vos occupations.

Mais je vous entends ;

— « Si nous mastiquions ainsi que vous le dites, il faudrait passer notre vie à table !

— « Erreur. Mangez moins en mâchant beaucoup et vous irez aussi vite. Si vous tenez à un menu varié, ne prenez qu'une ou deux bouchées de chaque plat ; vous n'apporterez aucun retard dans le service. ».

Si pendant les premiers temps cette mastication intense vous paraissait ennuyeuse et fatiguante, ne craignez pas de persister. Moquez-vous d'abord même un peu si vous voulez et commencez à mâcher pour plaisanter et pour le trouver drôle. L'intention en cela importe peu, pourvu que le résultat soit atteint. Vous serez pris malgré vous à ce jeu.

Lorsque au sortir de table vous n'éprouverez aucun malaise, que vous vous sentirez léger et dispos, vous serez tout étonné alors, et vous aspirerez volontiers à ces résultats incomparablement supérieurs à l'effort à produire et que nous résumerons ainsi :

Disparition des troubles digestifs, aptitude au travail, caractère gai, santé florissante en un mot, avec toutes ses heureuses conséquences.

CHAPITRE III

Ce qui a été fait pour l'hygiène dentaire scolaire

Un premier pas, très important, a été fait dans l'organisation des soins dentaires dans les écoles ; le 24 mars 1908, le ministre de l'Instruction publique adresse aux inspecteurs d'académie, une lettre circulaire les informant qu'il a décidé de rendre obligatoire dans les écoles normales primaires, ainsi que dans les internats annexés à une école primaire supérieure, certaines prescriptions relatives à l'hygiène de la bouche. A la même date, le ministre a également adressé une lettre circulaire aux recteurs d'académie, appelant leur attention sur l'importance de l'hygiène de la bouche et particulièrement des dents chez les écoliers ; les inconvénients et les complications qui résultent de la négligence de cette partie de l'hygiène scolaire et la nécessité de prendre des mesures pour que dans les écoles normales les soins de la bouche soient désormais l'objet d'une surveillance rigoureuse de la part des chefs de ces établissements. Enfin, un document annexe à ces circulaires expose :

a) L'organisation de deux manières distinctes d'inspection et de traitement dentaires ;

b) Les soins à donner à la bouche ;

c) Un modèle de fiche sanitaire.

Voici d'abord ces documents :

MINISTÈRE
de
L'INSTRUCTION
PUBLIQUE
et
DES BEAUX-ARTS

DIRECTION
de
L'ENSEIGNEMENT
PRIMAIRE
—
5me BUREAU

Paris, le 23 mars 1908.

*Le Ministre de l'Instruction publique
et des Beaux-Arts,*

A Monsieur l'Inspecteur d'Académie d

J'ai décidé de rendre obligatoires dans les écoles normales primaires certaines prescriptions relatives à l'hygiène de la bouche. Elles font l'objet d'une circulaire que vous trouverez ci-jointe et que j'ai adressée à MM. les Recteurs.

Ces prescriptions devront être également observées dans les internats annexés à une école primaire et à une école primaire supérieure. S'il ne peut être question de les imposer dans les établissements qui ne reçoivent que des externes, il y a intérêt à les faire connaître aux familles. C'est pour ce motif que je vous prie de les insérer dans le *Bulletin départemental de l'enseignement primaire.*

Vous voudrez bien prendre les mesures nécessaires pour assurer l'exécution des dispositions dont il s'agit.

Gaston DOUMERGUE.

MINISTÈRE
de
L'INSTRUCTION
PUBLIQUE
et
DES BEAUX-ARTS

DIRECTION
de
L'ENSEIGNEMENT
PRIMAIRE

5me BUREAU

Paris, le 23 mars 1908.

*Le Ministre de l'Instruction publique
et des Beaux-Arts,*

A Monsieur le Recteur de l'Académie d

L'hygiène de la bouche chez les écoliers a fait, au Congrès international d'hygiène scolaire qui a tenu ses assises à Londres au mois d'août 1907, l'objet d'importantes communications qui ont établi que cette partie de l'hygiène scolaire est de plus en plus, à l'étranger, l'objet de la sollicitude des pouvoirs publics.

En France, des mesures locales ont pu, parfois, être prises pour faire donner aux élèves de l'enseignement primaire les soins que réclame une bonne hygiène de la bouche. Mais aucune décision d'ordre général n'est, jusqu'à présent, intervenue. Cependant, si l'on consulte les documents les plus récents sur la matière, l'on constate que, par suite sans doute d'une alimentation insuffisante ou nuisible, un petit nombre d'élèves des divers pays, 5 % à peine, a une denture absolument saine, que la proportion des dents malades s'élève parfois jusqu'à 36 % de la denture et qu'elle ne s'abaisse nulle part au-dessous de 14 %, de telle sorte que l'on a pu écrire que, « de toutes les maladies populaires, la carie dentaire est la plus répandue. »

Les médecins combattent avec juste raison le préjugé populaire qui veut que le mal de dents, si douloureux qu'il puisse être, soit un malaise passager. Ils estiment que la carie dentaire est une maladie qui peut en déterminer d'autres beaucoup plus graves. A leur avis, l'enfant qui a la bouche pleine de dents gâtées et douloureuses ne saurait devenir fort, robuste et sain. Leur opinion, à cet égard, peut être ainsi résumée :

Sans parler de la fétidité de l'haleine, des maux de tête, des troubles locaux, fluxions, abcès, douleurs souvent intolérables qui proviennent du mauvais état des dents, nombre d'affections de l'estomac et de l'intestin sont provoquées ou aggravées par l'irritation des muqueuses consécutives à l'ingestion d'aliments insuffisamment soumis à l'action de la mastication et de la salive.

S'il est vrai qu'une simple irrégularité dans la disposition des dents peut déterminer des conséquences telles que la rupture de l'équilibre articulaire des dents, un développement anormal des mâchoires et de la face, des troubles de la phonation et de la respiration, à plus forte raison doit-on s'attendre à ce que les dents malades deviennent un milieu de culture éminemment favorable aux plus redoutables microbes, qui, par l'air, pénètrent jusque dans les poumons, avec la salive dans l'estomac, et par la voie lymphatique s'insinuent dans l'organisme comme le prouve le gonflement des ganglions du cou chez presque tous les enfants ayant des dents cariées. Toujours dangereuses, ces complications le sont particulièrement chez l'adolescent, parceque leur organisme en voie de formation, partant plus délicat, offre moins de résistance aux maladies infectieuses.

Les soins dentaires doivent être donnés dès le bas-âge, au cours de la période pendant laquelle les dents, en voie de formation ou légèrement atteintes, peûvent être l'objet d'un traitement efficace. On peut poser en principe que toute dent malade qui n'a pas été soignée à temps pendant l'enfance ou l'adolescence est une dent perdue.

L'importance de l'hygiène dentaire est donc incontestable.

J'ai en conséquence décidé que dans les écoles normales, des mesures seront prises pour que les soins de la bouche soient désormais l'objet d'une surveillance rigoureuse de la part des chefs de ces établissements. Ces mesures sont exposées dans le document annexé à la présente circulaire. Je vous prie de vouloir bien assurer leur exécution.

Gaston Doumergue.

ANNEXÉ

a. Organisation de deux services distincts d'inspection et de traitement dentaires

Les services d'inspection et de traitement dentaires doivent, dans les écoles normales, constituer deux services tout à fait distincts. La dépense du service d'inspection seul sera prélevée sur les crédits du budget des écoles normales.

Ce service sera confié à un chirurgien-dentiste diplômé d'une école dentaire, désigné par l'administration, sur la proposition du chef de l'établissement. Les dents de tous les élèves seront examinées par ce spécialiste deux fois par an, et le résultat de l'examen sera consigné sur une fiche spéciale conforme au modèle ci-joint. Ces fiches seront conservées par les soins du chef de l'établissement. Elles permettront au service d'inspection de contrôler les soins qui auront pu être donnés à chaque élève, en dehors de l'établissement, conformément aux indications de la fiche particulière.

Une fiche dentaire en blanc, du modèle adopté, spéciale à chaque élève soigné, sera remise au dentiste chargé du service de traitement, lequel y inscrira avec précision, conformément aux indications imprimées sur la fiche, les renseignements concernant les dents traitées et la nature des opérations. Cette fiche, dûment remplie, sera retournée à l'école, où elle sera contrôlée par le dentiste inspecteur au moyen de la fiche établie par lui-même.

b. Soins à donner à la bouche

En ce qui concerne les soins à donner à la bouche, les dents doivent être très attentivement nettoyées sinon après chaque repas — ce qui serait l'idéal — du moins deux fois par jour, le matin après le lever et surtout le soir après le souper. Il est à remarquer que les légumes et, d'une manière générale, les aliments renfermant de l'amidon ou du sucre tels que le pain, la pomme de terre, le riz, les matières sucrées, en particulier celles qui adhèrent aux dents sont bien plus nuisibles que la viande, non seulement parce que ces aliments se divisent en particules très fines qui s'insinuent dans les interstices ou dans les cavités dentaires, mais parce qu'ils attaquent les dents après s'être transformées en matières acides. Or c'est pendant la nuit que cette transformation peut s'opérer le plus à loisir et qu'elle s'exerce par conséquent de la manière la plus nocive. Il est donc de toute nécessité que la bouche soit nettoyée, ou tout au moins soigneusement rincée avant le coucher, et qu'après le dernier nettoyage de la journée, on s'abstienne de prendre aucun nouvel aliment.

Pour le nettoyage des dents, il est préférable d'employer une brosse très dure, qui sera elle-même soigneusement nettoyée après chaque utilisation et conservée à l'abri de la poussière et des contacts douteux, dans un étui de verre, par exemple. Autant que possible, on se servira d'une brosse dont les soies seront allongées à l'extrémité, cette disposition permettant à la brosse d'atteindre plus sûrement la surface postérieure des dents de sagesse et les parois internes de toutes les dents.

Le brossage aura lieu dans tous les sens. sur toutes les faces, c'est-à-dire en arrière et au fond comme en avant, sans qu'on craigne de frotter vigoureusement les gencives et même de les faire saigner. Pour que le nettoyage des interstices des dents soit efficace, il importe que le brossage soit pratiqué très attentivement de bas en haut et de haut en bas, c'est-à-dire perpendiculairement aux gencives. Les particules d'aliments qui, logées entre les dents, résisteraient à l'action de la brosse, devront être enlevées au moyen d'un cure-dents en plume d'oie ou d'un fil de soie qu'on passera entre les dents.

L'eau pure bouillie, le bicarbonate de soude, la craie préparée, ou un mélange des deux à parties égales, sont particulièrement recommandés pour le brossage des dents. Des savonnages énergiques (au savon blanc) des dents et des gencives, suivis d'un rinçage à l'eau bouillie, boriquée si possible, peuvent être également employés.

Dans le cas où la bouche suppure par quelque point, en outre du brossage avec une des solutions qui viennent d'être indiquées, des bains de bouche avec une solution antiseptique, répétés plusieurs fois par jour, s'il est néces saire, auront un effet utile. La formule suivante est donnée à titre d'indication :

Acide phénique............	5 grammes
Alcool....................	10 —

(Dans un litre d'eau bouillie)

De plus en plus, en France, on se préoccupe de l'hygiène publique ; ce n'est pas ici le lieu de rappeler tout ce qui a été fait dans ce sens ; l'énumération des lois édictées et des progrès réalisés serait fastidieuse et inutile ; disons simplement que c'est surtout vers l'hygiène scolaire que se portent depuis quelques années les efforts des réformateurs, vers l'hygiène scolaire, qui est un canton de l'hygiène publique. Les Congrès internationaux de l'hygiène scolaire (1) ont réveillé chez nous l'apathie existant à ce sujet, et nous nous sommes enfin mis à la remorque de l'étranger, où il y a longtemps que ces questions préoccupent l'opinion publique.»

« La circulaire du 23 mars — que nous reproduisons plus haut — a été suggérée par les communications qui ont été lues au Congrès de Londres. Il y avait à ce Congrès des délégués étrangers qui nous ont mis au courant

(1) Il y a eu un premier Congrès d'hygiène scolaire en 1904, à Nuremberg ; le second s'est réuni en 1907 à Londres ; le troisième à Paris en 1910, sous le patronage et la présidence du Ministre de l'Instruction publique. Il n'a pas été présenté une seule communication française d'ordre dentaire aux deux premiers Congrès.

de ce qui avait été fait dans leur pays pour l'hygiène dentaire scolaire. J'ai été émerveillé de ce que j'ai appris à ce sujet, notamment des résultats qui ont été obtenus à Anvers, à Mulhouse, à Francfort et surtout à Strasbourg..... Tous les enfants des écoles publiques de la ville de Strasbourg fréquentent gratuitement la clinique dentaire municipale où ils reçoivent les soins nécessités par l'état de leur bouche, et cela moyennant une dépense pour la ville qui n'excède pas 1 fr. 25 par tête. » (1)

Cette circulaire a réveillé l'attention ; jusqu'à son apparition, et en dépit des notions répandues à cet effet, l'hygiène dentaire n'existait pour ainsi dire pas dans les écoles normales.

« Evidemment, les prescriptions de l'hygiène dentaire étaient connues en général. mais en général aussi elles n'étaient pas observées, et, même à l'heure actuelle, il s'en faut qu'elles le soient. Dans quelques-unes de nos écoles normales les mieux tenues, les pratiques de l'hygiène dentaire sont loin encore d'être généralisées. Visitant, il y a quelques mois, une de nos meilleures écoles normales de l'un de nos plus riches départements du centre, je demandai à la directrice si elle se préoccupait de l'hygiène dentaire de ses élèves. Elle me répondit : « Jugez-en : j'ai institué, depuis dix ans que je suis ici, les fiches dentaires. » Je louai d'abondance son initiative.

(1) G. Lamy : « Commentaires sur la récente circulaire du Ministre de l'Instruction publique sur l'hygiène de la bouche dans les écoles normales et les internats primaires.» (Soc. d'Odontologie, 2 juin 1908.)

Mais je déchantai promptement quand, quelques minutes après, visitant les dortoirs et les lavabos annexés aux dortoirs, je remarquai que la moitié des élèves n'avaient pas de verres pour se rincer la bouche et que l'autre moitié n'avaient pas de brosses à dent.

Voici une autre expérience plus récente et non moins probante. Il y a quelques semaines à peine, inspectant une école normale d'un de nos départements du sud-ouest, je remarquai avec effroi que les rares brosses à à dents qui se trouvaient au-dessus des lavabos reposaient enfouies dans une couche épaisse de poussière.

Je fis observer au directeur que cette poussière constituait un dentifrice d'un caractère inédit et qu'il était for heureux que l'épaisseur même de la poussière qui recouvrait ces brosses à dents attestât qu'on ne s'en servait pas. » (1)

Cette circulaire, bien comprise, avec ses deux parties distinctes, l'une indiquant les soins à donner aux dents, l'autre créant un service d'inspection dentaire simple et aussi parfait que possible, est appelé à rendre d'éminents services. Mais, depuis sa création, elle n'a pour ainsi dire donné aucun résultat appréciable. Des difficultés s'opposent à son application. Il faut d'abord réformer les mœurs et pour cela, il ne faut pas nous adresser aux adultes, mais aux enfants ; et c'est le but que nous poursuivons en publiant les leçons qui suivent, persuadés qu'on arrivera à plus de résultats en jetant la bonne

---

(1) *Ibid.*

semence dans les terrains nouveaux qu'en essayant de retourner les anciens, impropres à recevoir une culture nouvelle. Et plus tard, les jeunes d'aujourd'hui, réclameront des pouvoirs publics l'organisation effective des soins dentaires qui constitueront pour eux une nécessité, un besoin, qui seront déclarés, en définitive, d'intérêt public.

Actuellement, il est très difficile de convaincre la foule de la nécessité de soins. « Si la pratique de l'hygiène paraît avoir pris la place qui lui revenait au rang des grands progrès scientifiques qui se sont réalisés dans le courant et principalement à la fin du XIXe siècle, il faut bien l'avouer, ce résultat n'est pas dû à ceux qui sont appelés à y trouver le plus de fruit. Rien de plus inerte, en effet, que les masses populaires, devant les dangers permanents qui les guettent et les menacent, jusqu'au moment où ces mêmes dangers sont devenus des réalités parfois dramatiques. En vain, pendant de longues années, les hygiénistes ont-ils guerroyé contre la routine en vue de protéger la santé publique ; il a fallu que des générations se succèdent nombreuses pour que quelques résultats soient obtenus ». Multiplions nos efforts, grandissons-nous devant l'immensité de notre tâche. Aucune dépense d'énergie n'est inutile qui est faite en vue de la santé de tous et de l'amélioration du bien-être de la société.

PREMIÈRE LEÇON

LA VIE, LA NUTRITION, LA DIGESTION

I. — La vie organique est le résultat d'un certain nombre de phénomènes qui peuvent être schématiquement classés en deux grands groupes : phénomènes d'absorption par l'organisme des matières et substances nécessaires à sa croissance et à son entretien, phénomènes d'élimination par le même organisme des matières et substances inutiles ou nuisibles à sa conservation.

Ces deux grands processus d'assimilation et de désassimilation dominent toute la physiologie. Ils s'effectuent d'une façon très complexe, mais on peut dire d'une façon générale :

a) L'organisme emprunte au milieu extérieur une foule de matériaux très divers, sous une forme quelconque (gaz, liquide, solide), corps exceptionnellement simples et dont la composition varie à l'infini. Ces matériaux sont les aliments.

b) Dans les diverses étapes que parcourent ces matériaux dans le corps humain, ils subissent une série de transformations ayant pour but de rapprocher de plus en plus leur composition de celle des éléments du corps, de les rendre assimilables, susceptibles d'être absorbés par la muqueuse intestinale, puis incorporés directement par les cellules auxquels ils sont portés par le torrent sanguin.

c) Concurremment à ce travail de *nutrition*, s'effectue un travail différent, de réserve des parties non utilisables des aliments, réserve destinée à être rejetée ; d'élimination des produits de combustion de l'organisme ; travail de *dénutrition*.

Lorsque la quantité des aliments absorbés est supérieure à la quantité de produits rejetés, lorsque l'assimilation l'emporte sur la désassimilation, il y a gain pour l'organisme, il y a *croissance* du corps (enfance, adolescence).

Lorsque ces deux quantités sont sensiblement égales, il n'y a pas de modification de l'organisme : c'est l'âge adulte.

Lorsque la désassimilation l'emporte sur l'assimilation, il y a affaiblissement de l'organisme : c'est la vieillesse.

Mais, à un moment donné de la vie, il peut survenir un évènement qui en change le cours ; de même, sous une influence extérieure (traumatisme, infection, etc.), il peut se produire un arrêt, un manque d'ensemble dans la marche des divers phénomènes qui président à la nutrition ; par suite l'équilibre est rompu en faveur de la dénutrition : c'est la maladie.

Imaginez maintenant que, pour une raison quelconque le rapport de l'assimilation à la désassimilation varie en plus ou en moins et vous comprendrez facilement qu'un enfant aura une croissance plus rapide, plus continue qu'un autre, qu'un homme pourra dépenser plus d'énergie et produire plus de travail qu'un autre, etc.

LA NUTRITION

II. — L'ensemble des phénomènes par suite desquels un aliment (1) est ingéré, transformé, rendu absorbable, absorbé par l'intestin, transporté par le sang dans les diverses régions du corps, assimilé par les cellules, constitue la *nutrition*. Elle comprend deux phases distinctes : l'une, extérieure au corps, pendant laquelle les aliments subissent une longue série de transformations, s'étend du moment où les substances sont introduites dans la cavité buccale jusqu'au moment où, à l'état de bouillie semi-liquide elles sont en état, par osmose, de passer dans les canalicules des villosités intestinales chylifères ; l'autre, intérieure au corps, commence alors et comprend le transport du chyle absorbable par le canal thoracique jusqu'à la veine sous-clavière gauche, et l'assimilation des matières nutritives par les cellules. La première phase constitue à proprement parler : la digestion.

---

(1) On nomme aliment l'ensemble des substances prises au milieu extérieur, qui, une fois digérées, absorbées et transportées par le sang à tous les éléments du corps, sont assimilées par le protoplasme pour compenser les pertes qu'il subit à chaque instant par le fait des oxydations (désassimilation) dont il est le siège, et pour alimenter la croissance.

LA DIGESTION

Phénomènes mécaniques et nécessaires

III. — Par *digestion*, on entend donc : l'ensemble des actions qui s'exercent sur l'aliment durant son passage dans les diverses parties du tube digestif. Les unes comprennent des mouvements, le plus souvent involontaires, qui assurent la progression de l'aliment et son mélange intime avec les sucs digestifs : on les appelle *phénomènes mécaniques de la digestion* ; les autres consistent en actions chimiques accomplies par les sucs digestifs dans le but de rendre solubles et absorbables par la muqueuse intestinale les diverses parties de l'aliment : on les appelle *phénomènes chimiques de la digestion*.

Les phénomènes de la digestion se passent à l'extérieur du corps

Nous avons dit que l'ensemble de ces phénomènes se passait *à l'extérieur du corps*. En effet le tube digestif (et l'appareil respiratoire qui n'en est qu'un diverticule) ne font pas partie de l'organisme au même titre que le système vasculaire par exemple. Ce sont en quelque sorte deux laboratoires où se préparent les substances nécessaires à la vie de l'innombrable cité constituée par les cellules. Le tube digestif n'est en somme qu'un corridor, un lieu de passage pour les produits ingérés par la bouche ; une bille avalée par un enfant le traverse sans avoir pénétré dans le corps ; cette vérité physiologique est d'ailleurs également une vérité anatomique et une vérité embryologique.

Les phénomènes mécaniques de la digestion sont dits accessoires ; les phénomènes chimiques sont dits essentiels. Et, en effet, ce sont ces derniers qui produisent les transformations nécessaires, mais ils sont indiscutablement liés aux premiers sans lesquels ils ne pourraient pas se produire, et les phénomènes chimiques sont d'autant plus complets, d'autant plus parfaitement exécutés, que les phénomènes mécaniques ont été eux-mêmes mieux achevés.

Phases de la digestion

La digestion au point de vue mécanique comprend cinq phases :

La préhension de l'aliment ;

La mastication ;

La déglutition ;

Les mouvements de l'estomac et les mouvements de l'intestin.

Elles ont pour but, après l'introduction de l'aliment dans la cavité buccale, la division en parcelles aussi ténues que possible dans cette cavité, puis la mastication de la masse alimentaire, afin que celle-ci se présente en toutes ses parties à l'action des sucs digestifs d'une part et d'autre part, pour que dans l'intestin soient absorbées toutes ses parties absorbables.

Remarquons dès à présent, que le travail de l'estomac et de l'intestin sera d'autant moins considérable que la division des aliments aura été plus parfaite.

Ainsi, dans l'organisme, un suc digestif agira vite et complètement sur des aliments bien divisés ; au contraire il agira mal et incomplètement sur des blocs d'aliments. En outre, l'estomac subira un double excès de travail, dans sa musculature d'une part, dans ses secrétions d'autre part. Travaillant ainsi un organe s'épuise vite, et nous pouvons déjà prévoir pour l'avenir des complications survenant de ce chef.

Nous les étudierons dans une prochaine leçon.

DEUXIÈME LEÇON

LA BOUCHE, LA SALIVE

« La bouche est une cavité située
« à l'entrée des voies digestives, desti-
« née à la réception des aliments et à
« l'accomplissement des premiers actes
« de la digestion. »

« TILLAUX. »

De volume très variable, la bouche ouverte naturellement a la forme d'une boîte rectangulaire, présentant une paroi supérieure dure et résistante, c'est la voûte palatine, une paroi inférieure molle correspondant au plancher buccal, deux parois latérales, molles également, constituées par les joues. Cette boîte est percée aux deux bouts ; en avant se trouve l'entrée de la bouche, l'orifice buccal, limité par les lèvres ; en arrière l'orifice est à demi fermé par une cloison rose, mobile, qu'on appelle le voile du palais.

Dans cette boite incomplète se trouve logée la langue qui la remplit exactement quand la bouche est fermée.

En avant sur la paroi supérieure et sur la paroi inférieure se trouvent deux saillies en demi cercle ouvert en arrière ; elles sont formées par le bord des mâchoires, creusées de petites cavités ou alvéoles destinées à loger les dents. Suivant qu'elles portent ou non des dents, on les nomme arcades dentaires ou alvéolaires.

Ainsi constituée, la bouche est de capacité très variable ; elle peut s'agrandir dans le sens transversal par suite de l'extensibilité des joues ; elle s'agrandit surtout dans le sens vertical par suite de la mobilité de son plancher. Contrairement, en effet, à sa paroi postérieure absolument immobile — puisque faisant partie du massif crânio-facial — la paroi inférieure de la bouche est très mobile dans tous les sens ; les mouvements les plus étendus sont ceux de haut en bas ; les mouvements de droite à gauche et de gauche à droite (de latéralité) sont plus limités ; il en est de même des mouvements d'avant en arrière et d'arrière en avant (de déduction).

Différents muscles de la bouche

Tous ces mouvements sont dus à l'action de *muscles* spéciaux qu'on appelle des *muscles masticateurs* ; ils sont indispensables à la *mastication*.

Sous le nom de muscles on désigne des masses charnues rouges — c'est la chair — qui, réunissant un os à un autre (ou un os à un autre muscle ou deux muscles entre eux), ont la propriété :

a) De rapprocher les deux os l'un de l'autre en se *contractant* sous l'influence d'un excitant quelconque ;

b) De revenir d'eux-mêmes à leurs premières dimensions après la contraction, en vertu de leur élasticité. La plupart des muscles et notamment les muscles masticateurs se contracteut sous l'action de la volonté.

L'action des muscles masticateurs a pour effet de rapprocher ou d'éloigner les deux mâchoires l'une de l'autre. Dans le premier cas, les muscles qui interviennent sont dits *muscles élévateurs de la mâchoire inférieure* (puisque la mâchoire supérieure est immobile), dans le second cas, ils sont dits *muscles abaisseurs de la mâchoire inférieure*.

Le mouvement de la mâchoire inférieure se fait autour d'un pivot répondant par ses extrémités à l'endroit où, de chaque côté de la tête, la mâchoire inférieure s'articule avec la mâchoire supérieure, à l'articulation temporo-maxillaire. On le sent très facilement en plaçant son doigt devant l'orifice du canal auditif et en faisant des mouvements de mastication.

Cette articulation temporo-maxillaire a une disposition anatonique spéciale et complexe qui prête à un curieux accident qui survient chez les grands bailleurs : ils se décrochent la machoire ! Parfois d'un coup de poing, un voisin complaisant remet les choses en place.

Mais il faut se garder de cette pratique qui peut, neuf fois sur dix, casser la machoire. Mieux vaut faire asseoir à terre le patient, se placer devant lui, empoigner à pleines mains, des deux côtés son maxillaire, les pouces dans la bouche et agissant fortement sur les dents du fond, remettre le maxillaire en place (1).

(1) Se méfier de la morsure du patient : heureux de pouvoir enfin serrer les dents, celui-ci le fait aussitôt d'une façon si énergique qu'il n'attend pas qu'on ait retiré les doigts de sa bouche.

Muqueuse de la bouche

Toute la cavité buccale est recouverte par une muqueuse. On donne ce nom à la membrane rose ou rouge qui recouvre la surface des appareils digestif et respiratoire de la même façon que la peau recouvre toute la surface extérieure du corps. Cette muqueuse est très résistante. Elle présente un grand nombre de petites saillies ou papilles servant à la gustation. Ces papilles sont particulièrement nombreuses au niveau de la langue où elles acquièrent un volume assez considérable pour être visibles à l'œil nu.

La cavité buccale est à l'état normal dans un état perpétuel d'humidité. Celle-ci est due à des glandes multiples y versant continuellement le produit de leur sécrétion ou salive.

Os maxillaires

La mâchoire supérieure est constituée par deux os, les os maxillaires supérieurs réunis sur la ligne médiane. Chacun de ces os, qui forment par leur union la plus grande partie du massif facial, a la forme d'une pyramide triangulaire à sommet tronqué. La base de la pyramide répond à la paroi externe des fosses nasales, son sommet tronqué à l'os jugal ou malaire (os de la pommette), une de ses faces à l'orbite ; la seconde à la joue, la troisième postérieure à la fosse ptérygoïdienne. La voûte palatine est formée en avant par l'union des deux prolongements des bases des maxillaires supérieurs qui en forment les trois quarts antérieurs, en arrière par la partie horizontale des os palatins.

La mâchoire inférieure est constituée par un seul os, le maxillaire inférieur, en forme de fer à cheval, dont les extrémités postérieures se relèvent presque à angle droit pour former les branches montantes.

Articulation temporo-maxillaire

Le maxillaire inférieur s'articule avec l'os temporal de chaque côté. A cet effet, le temporal présente, en avant du conduit auditif externe, une dépression dite cavité glénoïde et en avant de cette cavité une saillie transversale, dite condyle du temporal.

Le maxillaire inférieur présente à la partie supérieure de la branche montante deux saillies séparées par une profonde échancrure. La saillie antérieure ou apophyse coronoïde ne joue aucun rôle dans l'articulation; elle est occupée par l'insertion du muscle temporal. La saillie postérieure est seule articulaire, elle constitue le condyle du maxillaire inférieur, ovoïde, surmontant une partie rétrécie ou *col* du condyle.

Les parties articulaires de ces régions sont le versant postérieur du condyle du temporal et sa face inférieure d'une part, d'autre part le versant antérieur du condyle du maxillaire inférieur et sa voûte. Toutes ces parties sont recouvertes de cartilage.

Les deux surfaces articulaires sont réunies par un cartilage fibreux, sorte de lentille bi-concave, dont le centre est aminci et peut être perforé. Ce fibro-cartilage ou ménisque divise l'articulation temporo-maxillaire en deux articulations distinctes. Il accompagne le condyle du maxillaire dans tous ses mouvements.

Mécanique articulaire

« Les mouvements généraux d'abaissement et d'élévation, de latéralité, de propulsion et de rétropulsion qui se produisent pour le maxillaire inférieur sont bien exécutés dans l'articulation temporo-maxillaire, mais ils sont la résultante des mouvements qui se produisent très distinctement dans chacune des articulations qui composent anatomiquement une articulation temporo-maxillaire, soit une articulation temporo-méniscale et une articulation maxillo-méniscale. »

Muscles masticateurs

ÉLÉVATEURS. — *Temporal* allant de l'apophyse coronoïde du maxillaire inférieur à la fosse temporale.

Masséter: quadrilatère, formé de deux couches distinctes en arrière, confondues en avant ; étendu de l'apophyse zygomatique (os malaire), à la face externe de la branche montante du maxillaire inférieur.

Ptérygoïdien interne, allant de l'apophyse ptérygoïde à l'angle du maxillaire, en bas, en arrière, en dehors, se confondant à ce niveau avec les insertions inférieures du masseter et formant ainsi avec lui une véritable sangle musculaire embrassant l'angle de la mâchoire.

Abaisseurs. — Plus faibles que les précédents et n'agissant que lorsque les muscles sous-hyoïdiens ont fixé l'os hyoïde.

Digastrique. — Ventre antérieur. = Ce muscle à deux renflements s'étend de la partie médiane du maxillaire inférieur (fossette digastrique) au temporal (racine digastrique).

Génio-hyoïdien, allant de l'apophyse géni inférieure à l'os hyoïde.

Mylo-hyoïdien, aplati, formant avec celui du côté opposé le plancher de la bouche. Allant de la ligne oblique interne du maxillaire inférieur à l'os hyoïde.

Peaucier du cou, inséré en haut au niveau du bord inférieur du maxillaire inférieur.

Propulseurs. Ptérygoïdien externe, allant de l'apophyse ptérygoïde et du sphmoïde à la tubérosité située au-dessous du col du condyle du maxillaire.

Rétracteurs. — Temporal par ses fibres postérieures.

Déducteurs. — Tous les muscles.

La fonction masticatoire est absolument distincte, et il existe un *centre cortical* encéphalique présidant aux mouvements de mastication.

La Salive

La salive est un liquide complexe secrété par l'ensemble des glandes de la bouche. La muqueuse de la bouche renferme en effet un grand nombre de glandes qui secrètent continuellement ; mais il existe en outre des glandes beaucoup plus volumineuses, spécialement appelées glandes salivaires qui fournissent la plus grande quantité de salive.

La salive renferme beaucoup d'eau, un suc digestif qui lui donne son action et quelques sels.

Glandes salivaires

Il y a trois paires de glandes salivaires : les *glandes parotides* — les plus volumineuses — situées en avant de l'oreille entre le massèter et la peau. Chaque parotide vient déverser son produit de secrétion dans la bouche au niveau et au-dessus de l'interstice qui sépare les deux premières molaires supérieures par le canal de Stenon.

Les *glandes sous-maxillaires* sont situées de chaque côté entre le bord inférieur du maxillaire en dehors, le digastrique en bas et les muscles de la langue en dedans ; elles s'ouvrent près du frein de la langue par le canal de Wharton.

Les *glandes sub-linguales*, les moins volumineuses, se trouvent sur un plan plus médian et s'ouvrent à la muqueuse par plusieurs canaux ou canaux de Rivinus.

La salive mixte

La salive buccale constitue la salive mixte ; elle est formée par l'union des diverses secrétions des glandes dont nous venons de parler.

La salive parotidienne renferme beaucoup d'eau ; l'homme en secrète de 1 à 4 grammes par heure et jusqu'à 35 grammes pendant la mastication.

Les salives sous-maxillaire et sub-linguale sont beaucoup moins abondantes ; elles sont d'une consistance plus épaisse.

La salive mixte renferme 90 parties d'eau pour 10 de matières solides, 6 de matières animales (substances albuminoïdes, albumine, mercure, graisse, ferments, etc.) et 4 de sels (chlorure de sodium, de potassium, phosphate, carbonate de chaux, fer, sulfocyanure de potassium).

Les ferments contenus dans la salive sont la ptyaline ou diastase salivaire et des traces de pepsine.

TROISIÈME LEÇON

LES DENTS EN GÉNÉRAL

Les dents sont ces organes durs et blanchâtres que l'on remarque à l'entrée de la bouche, immédiatement derrière les lèvres.

Elles sont placées régulièrement sur deux arcades ouvertes en arrière qu'on appelle les arcades dentaires.

Toutes les dents ne sont pas semblables ; d'une façon générale elles vont en augmentant de volume depuis la partie antérieure de l'arcade dentaire jusqu'au fond de la bouche. Mais surtout elles varient de forme et ces modifications sont dues aux divers usages qu'elles sont appelées à remplir.

La dentition de l'homme semble être à ce sujet la plus différenciée, mais tous les Vertébrés — sauf les Oiseaux — ont des dents, placées également à l'entrée du tube digestif et présentant une forme spéciale plus ou moins adaptée à leur alimentation. C'est aussi chez l'homme que la disposition des organes dentaires arrive à son maximum de régularité.

Les dents des Vertébrés supérieurs et des Poissons par exemple ne peuvent être comparées qu'au point de vue fonctionnel ; elles n'ont anatomiquement et embryologiquement aucune analogie.

Chez les *Poissons* et chez les Amphibies, les dents sont disséminées sur les parois de la bouche et ne sont pas seulement localisées aux mâchoires ; chez les Squales, elles sont rangées en lignes concentriques et très nombreuses (Requins).

Chez les *Reptiles,* elles sont aussi très irrégulièrement disposées. Chez certains serpents il existe à droite et à gauche une dent plus longue que les autres, généralement mobile, en forme de crochet. Cette dent est creuse, c'est la dent à venin. Quand l'animal a mordu, il s'écoule par le canal central un liquide virulent, empoisonné, ou venin, provenant d'une glande située à la base de la dent et qui n'est autre qu'une glande salivaire.

Les *Oiseaux* n'ont pas de dents ; mais il n'est pas douteux qu'ils en ont eu : on a en effet retrouvé des formes très anciennes d'oiseaux portant des dents sur les bords de leur bec.

Chez les *Mammifères,* les dents ont une forme appropriée à leur régime. Chez les Rongeurs, rat, lièvre, les deux mâchoires portent à leur partie antérieure deux dents très longues, qui croissent indéfiniment et s'usent les unes contre les autres. Ces animaux ont ainsi à l'entrée de leur tube digestif une véritable paire de ciseaux, avec lesquels ils coupent leurs aliments et les rongent avant de les faire pénétrer dans la cavité buccale. Ces dents coupantes sont appelées *incisives.* Elles sont séparées par un espace libre ou barre, des dents volumineuses en nombre variable (3 à 5), à surface aplatie. Les deux supérieures et inférieures se correspondent de façon à broyer, dans les mouvements de haut en bas, les aliments qui se trouvent placés entre leur surface : elles agissent ainsi à la façon d'une meule ; c'est pourquoi on les appelle des *molaires*.

Les *Carnassiers* (dont le type est le chien, le chat, etc.), se nourrissent de chair, et à l'état naturel de chair crue ; ils ont besoin d'organes solides susceptibles de déchirer leur proie en lambeaux : aussi ont-ils des dents très puissantes, de forme généralement pointue. La caractéristique de la denture de ces animaux est la présence de quatre longues dents, très développées, les *canines*. Il en existe une de chaque côté des mâchoires, disposées de façon telle que la canine d'en haut et la canine d'en bas s'entrecroisent parfaitement et prennent ainsi un point d'appui très solide dans les chairs qu'elles traversent.

Les carnassiers mâchent très peu leur nourriture et leurs molaires, en nombre variable, sont hérissées de crêtes destinées à déchirer également. Les incisives sont au nombre de six à chaque mâchoire et très petites.

Il existe une molaire très développée et tranchante de chaque côté de chaque mâchoire : c'est la *dent carnassière*.

Par la conformation de leur articulation temporo-maxillaire, les seuls mouvements de mastication de ces animaux sont des mouvements de haut en bas et de bas en haut, tout à fait impropres à broyer les aliments. (Mouvement des lames d'une paire de ciseaux).

Les *Ruminants* (bœuf) *coupent* l'herbe dont ils font leur nourriture, puis ils la broient de suite ou plus tard pour en faire une bouillie. Ils ont donc des *incisives* pour couper l'herbe, pas de *canines* qui leur seraient inutiles (quand il existe des canines, celles-ci sont disséminées et se rapprochent beaucoup du type incisif). Fait particulier : il n'existe d'incisives qu'à la mâchoire inférieure. En revanche, nous aurons de nombreuses molaires (six à chaque demi-mâchoire), volumineuses, destinées à moudre les aliments. Et en effet la conformation de l'articulation temporo-maxillaire de ces animaux leur permet de faire des mouvements circulaires, analogues à ceux d'une meule. La surface des molaires est en outre creusée de sillons qui s'engrènent les uns dans les autres et rendent ainsi plus complète encore la juxtaposition des deux mâchoires.

Avec ces trois types, nous avons caractérisé les trois sortes de dents :

Incisives ;
Canines ;
Molaires.

Ces dents entreront dans la constitution de la mâchoire de tous les autres mammifères.

Les *Insectivores*, qui se nourrissent d'insectes à surface résistante, auront des dents pointues ; les primates (singes), qui mangent des fruits surtout, auront des incisives et des molaires bien développées, des canines peu différenciées ; les *Hominiens* enfin (l'homme, qui mange de tout *(omnivore)* auront des dents très différenciées, incisives pour couper, canines pour déchirer, molaires pour broyer.

Cette étude rapide des dents chez les animaux, de leur conformité avec la nourriture qu'ils prennent, doit vous faire penser que ces organes jouent un rôle très important dans la vie des diverses espèces. Vous verrez plus tard combien ce rôle est plus important encore chez l'homme.

Chez les *Oiseaux*, l'appareil dentaire est remplacé par l'estomac. En effet, celui-ci est composé de deux parties, une destinée à produire le suc gastrique, l'autre le gésier à parois musculaires excessivement épaisses destiné à broyer les aliments. Souvent, en outre, le gésier renferme des petites pierres que l'animal avale instinctivement et qui sont destinées à faciliter encore le broiement des aliments, en agissant comme des dents mobiles dans l'action des parois de l'estomac (poule).

Chez les *Insectes broyeurs*, se nourrissant de corps durs,comme les Coléoptères, le Hanneton, il existe une véritable armature buccale, appareil masticatoire composé et complexe, grâce auquel les aliments sont divisés parfaitement avant de pénétrer dans l'estomac.

Chez les *Crustacés*, écrevisse, il en est de même.

Chez les *Mollusques carnassiers* (céphalopodes), la bouche porte deux mâchoires cornues en forme de bec de perroquet renversé ; en outre, elle renferme une sorte de langue, la padula, hérissée de lamelles et de crochets qui jouent le rôle de dents. (Seiche).

Chez les *Echinodermes* (Oursins) il existe un appareil masticateur spécial ou lanterne d'Aristote, très complexe.

Bref, d'une façon générale, à tous les termes de l'échelle animale, on trouve un appareil de la mastication, généralement compliqué et dont la complexité même, chez des êtres absolument inférieurs, doit faire songer à l'importance que la nature semble avoir attaché à la fonction masticatrice.

QUATRIÈME LEÇON

LES DENTS DE L'HOMME

L'appareil dentaire arrive chez l'homme à son maximum de différenciation.

Normalement, il se compose de deux rangées de dents, disposées régulièrement les unes à côté des autres sur les bords alvéolaires.

Ces deux rangées de dents forment ainsi deux fers à cheval ouverts en arrière, l'arcade inférieure étant de dimensions un peu moins grandes que l'arcade supérieure.

Chaque arcade dentaire présente à considérer quatre faces, une alvéolaire répondant au bord du maxillaire, une labiale ou mieux vestibulaire, répondant aux lèvres en avant, aux joues latéralement ; une linguale, répondant à la langue, et une masticatoire répondant à la face correspondante de l'arcade antagoniste.

Alvéole

Les dents sont implantées dans des cavités, répondant à la forme de leurs racines, ou alvéoles.

Les alvéoles sont creusés dans l'épaisseur des maxillaires ; mais ils n'ont pas d'existence propre ; ils sont formés par la dent elle-même au cours de son développement et ils disparaissent avec elle. Si l'on se fait enlever une dent, le trou qui reste à sa place est formé par l'alvéole : mais il ne tarde pas à se combler et en quelques jours, au lieu de l'alvéole disparu on constate l'existence d'une lame plus ou moins épaisse suivant l'endroit, qui n'est autre que le bord devenu libre du maxillaire considéré.

La Gencive

Les alvéoles sont recouverts par une muqueuse fine circonscrivant le collet des dents. Cette muqueuse constitue la gencive de chaque dent.

Formule Dentaire

Si, par la pensée, on divise la tête humaine par un plan vertical médian, on la partage en deux fragments absolument symétriques et de constitution identique. Il en est de même par conséquent pour les dents. La description d'une demi-mâchoire supérieure et d'une demi-mâchoire inférieure suffit donc pour l'appareil dentaire. C'est en se basant sur ce fait que l'on exprime d'une façon très simple la constitution de n'importe quelle denture. Effectuer ce travail, c'est établir la *formule dentaire* de l'individu ou de l'être considéré.

Notons en passant que l'expression formule dentaire est tout simplement absurde, autant vaudrait appeler une ligne un chiffre ou dénommer triangle un nombre de trois chiffres. La formule dentaire est non une formule, mais un schéma.

Chez l'homme, *qui est omnivore*, il existe trois espèces de dents, les incisives, les canines, les molaires, que l'on désigne dans la formule par leurs initiales : I, C, M. La formule dentaire de l'homme sera donc :

$$\frac{1/2 \text{ mâchoire supérieure}}{1/2 \text{ mâchoire inférieure}} = \frac{x\,I}{x\,I} + \frac{y\,C}{y\,C} + \frac{z\,M}{z\,M}$$

x, y, z désignant le nombre de chacune des espèces de dents I, C, M. Or x = deux, y = un toujours.

La formule dentaire devient donc $\frac{2\,I}{2\,I} + \frac{1\,C}{1\,C} + \frac{z\,M}{z\,M}$

z étant variable suivant l'âge du sujet considéré.

Dents Temporaires. Dents Permanentes.

Lorsque l'on étudie les dents d'un enfant de cinq ans, on constate qu'il est porteur de vingt dents : à 25 ans, normalement, l'homme doit avoir trente-deux dents.

Les dents apparaissent toujours dans le même ordre, en commençant par les incivisives inférieures et centrales ; mais la denture se fait en deux grandes phases principales : toutes les dents de l'enfant sont appelées à disparaître pour être remplacées par des dents plus solides et plus résistantes qui constitueront la denture de l'adulte.

Les dents de l'enfant sont dites dents temporaires pour cette raison ; celles de l'adulte sont dites permanentes et il ne tient qu'à l'individu qui les porte de justifier leur nom en leur donnant tous les soins nécessaires à leur conservation.

La Dent de six ans

Toutes les dents temporaires sont exactement remplacées dans la dentition permanente par des organes sensiblement de même forme. Il existe une dent intermédiaire aux deux dentitions : c'est la première molaire ou dent de six ans qui se rapproche par son évolution et un peu par sa constitution des dents temporaires et qui appartient en réalité à la dentition permanente.

A six ans, après l'éruption de cette dent, un enfant a donc — ou doit avoir — vingt-quatre dents. La dentition est complétée par l'éruption de huit molaires. Quatre d'entre elles, les plus profondément placées en haut et en bas sur les arcades dentaires, sont dites dents de sagesse.

Les Dents de Sagesse

Elles apparaissent très tard, de 18 à 25 ans et souvent plus tard encore. Elles sont d'ailleurs inconstantes, et leur éruption donne souvent lieu à des accidents d'autant plus fréquents et graves que les soins de la bouche ont été plus négligés pendant l'évolution dentaire.

La période du remplacement des dents temporaires par les dents permanentes est toujours une période critique.

Les germes des dents permanentes existent alors que les dents temporaires sont en place.

(et même bien avant).

Ces germes se développent pendant que l'enfant effectue sa croissance et progressivement usent les racines des dents de lait, tant qu'une de celles-ci, tombée normalement, en est complètement dépourvue ; alors apparaît la dent permanente encore fragile bien que parfaitement constituée. C'est à ce moment que, dans une bouche mal soignée, l'infection est le plus à redouter et que, faute des précautions les plus élémentaires d'hygiène, peuvent se préparer des accidents qui plus tard compromettront à jamais l'appareil dentaire.

Importance des soins à donner aux dents de lait

Un autre danger est encore à redouter à cette période : les dents de lait (molaires) coiffent en quelque sorte de leurs racines les germes de la dentition permanente : il arrive souvent que — en vertu de ce néfaste principe qu'on ne doit pas soigner les dents temporaires puisqu'elles sont destinées à être remplacées — il arrive qu'un enfant venant à souffrir d'une dent, on l'en débarrasse purement et simplement par l'extraction, et souvent aussi on enlève avec la dent malade l'espoir de la future dentition. La possibilité seule de cet accident doit faire traiter les dents temporaires comme les autres lorsqu'elles sont malades.

Une autre considération anatomique vient encore s'ajouter à celle d'un autre ordre que nous exposerons par la suite et démontrer jusqu'à l'évidence qu'il faut soigner les dents temporaires avant qu'elles ne soient malades.

Précisément, par suite de la position occupée par le germe de la dent permanente, on conçoit que, si la dent

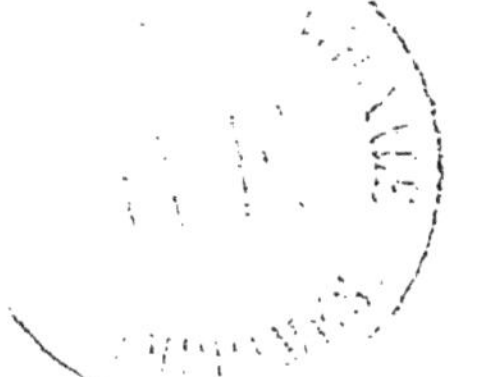

placée au-dessus de lui est atteinte de carie dentaire, les microbes pathogènes, qui sont la cause essentielle de cette carie, se propageront et se développeront très activement dans les tissus jeunes et encore fragiles qui s'offrent à leur avidité ; d'où compromission absolue de la future dentition et en outre accident au moins douloureux et souvent graves au niveau des dents en voie d'évolution.

C'est ainsi que l'on voit des dents permanentes faire leur éruption dans un état de carie avancée, organes parfaitement inutiles et souvent dangereux. Le maximum de fréquence de cet accident se rencontre pour la dent de sagesse, contaminée avant son éruption par les dents voisines (car elle ne succède à aucun organe temporaire) et donne lieu à des accidents assez graves pour constituer non seulement un chapitre de la pathologie dentaire, mais encore un chapitre de la pathologie médicale et chirurgicale.

Des considérations purement anatomiques qui précèdent il résulte qu'il faut prévenir le mal et que si malgré les précautions prises, celui-ci s'établit dans la place, il faut le combattre à tout âge, de façon à éviter non seulement les accidents d'aujourd'hui, mais ceux qui pourraient survenir pendant toute l'existence du sujet. Les considérations physiologiques et pathologiques qui vont suivre viennent encore à l'appui de cette assertion, de cette vérité scientifique ; mais avant de les aborder, nous devons décrire la constitution d'une dent, la connaissance de l'anatomie dentaire, permettant seule de comprendre la cause, la marche, les complications et la terminaison de la redoutable maladie que nous étudierons dans la leçon consacrée à la carie dentaire (voir leçon 11).

. . . .

« Les dents sont chargées de faire la toilette à ce qui se présente. C'est une toilette qui ne conviendrait pas à tout le monde. Elle consiste a être haché comme chair à pâté. Pour mieux faire leur ouvrage les dents se sont partagés les rôles. Les unes coupent, les autres déchirent, les autres broient.

« Les premières sont ces dents plates qui sont sur le devant des deux mâchoires, juste au-dessous du nez. Tâtez-les avec le bout du doigt : vous verrez qu'elles se terminent en lames tranchantes, comme des couteaux. On les nomme des *incisives*, du mot latin *inciders*, couper...

« Les secondes sont ces petites dents pointues qui viennent après les incisives, des deux côtés de chaque mâchoire. Vous le trouverez bien facilement et vous sentirez la petite pointe en appuyant un peu. Si les premières sont les couteaux de la bouche, celles-là sont les fourchettes. Elles servent à piquer dans ce que l'on veut déchirer, et on les appelle *canines*, du mot latin *canis*, qui veut dire chien, parce que les chiens en font un grand usage pour déchirer la viande... Je ne sais pas au surplus pourquoi on a choisi le chien pour baptiser nos canines ; car tout les animaux qui mangent de la viande ont des crocs comme lui, et le lion, le tigre, bien d'autres encore, les ont bien plus développées que le chien — et plus pointues. Chez le chat, on dirait de petits clous...

« Les dernières dents qui sont placées dans le fond de la bouche ont reçu le nom de *molaires* du mot latin *mola*, qui veut dire meule... Elles font la même besogne que la meule du meunier, c'est-à-dire qu'elles broient tout ce qui tombe dessous. Celles-là se terminent par une surface plate carrée, avec de petites aspérités que vous sentirez tout de suite en y mettant le doigt. Ce sont les plus grosses et les plus fortes de nos dents... »

IBID.

CINQUIÈME LEÇON

ETUDE ANATOMIQUE D'UNE DENT

Toutes les dents sont constituées sur le même modèle et il nous suffira d'en décrire une, la plus simple, comme conformation extérieure, pour établir un type, sur lequel se copieront toutes les unités dentaires. Nous décrirons une incisive (l'incisive centrale inférieure droite).

Et d'abord, qu'est-ce qu'une dent ? C'est un « organe dur, calcaire, d'apparence osseuse, placé à l'orifice du canal alimentaire et destiné spécialement à la mastication ». (Tom). C'est un organe résistant composé essentiellement d'une partie vivante, la pulpe, d'une partie minérale protégeant la précédente et constituée par l'ivoire, l'émail et le cément.

Si l'on examine une dent que l'on tient à la main on remarque deux parties bien distinctes séparés par un étranglement plus ou moins marqué. Une de ces parties est brillante, de coloration légèrement bleuâtre ou jaunâtre ; c'est la couronne ; cette partie correspond à la partie libre, hors des gencives, visible, de l'arcade dentaire ; l'autre est jaunâtre, rugueuse, ressemble à de l'os ; c'est la racine qui forme toute la partie de la dent incluse dans l'alvéole et répond par l'intermédiaire des parois alvéolaires, à la gencive. La portion étranglée, linéaire, qui sépare la couronne de la racine, c'est le col ou collet de la dent.

Coupons maintenant cette dent de haut en bas et d'avant en arrière de façon que la coupe passe par le milieu de la couronne et divise la dent en deux parties égales. Voici ce que nous voyons :

Au milieu de la dent se trouve une cavité allongée dans le sein de la dent et ayant exactement la même forme qu'elle. Cette cavité, sur la dent morte que nous examinions est la *cavité pulpaire.*

Elle est entourée d'un tissu blanc jaunâtre, dur, compact qui la recouvre entièrement et l'enveloppe comme dans un manchon : ce tissu constitue l'*ivoire* qui forme la plus grande partie de la dent.

Enfin l'ivoire lui-même est recouvert par deux couches : l'une de substance brillante correspondant à la couronne est l'émail, tissu extrêmement résistant. Il enveloppe l'ivoire jusqu'au collet. Au dessous du collet l'émail. est remplacé par un tissu rappelant le tissu osseux et s'en rapprochant effectivement, c'est le cément qui enveloppe toute la racine.

La couronne est recouverte d'émail ; la racine, de cément.

Revenons en quelques mots sur ces différentes parties :

La Pulpe

Dans la cavité pulpaire, se trouve, l'organe étant en place, une masse molle rougeâtre, excessivement sensible, qui est la pulpe dentaire, la partie vivante de la dent. Cette masse est formée de vaisseaux (artères qui amènent le sang, veines qui le ramènent), de nerfs et de tissu conjonctif destiné à réunir ces différents organes. La pulpe occupe exactement la cavité pulpaire dont les parois épousent l'organe qu'elle contient.

L'ivoire

L'ivoire est dur ; sa composition rappelle celle de l'os, mais il n'y a qu'une analogie très lointaine entre ces deux tissus.

COMPOSITION DE L'IVOIRE

Phosphate de chaux........	66.78
Sels solubles	0.83
Carbonate de chaux.......	3.36
Phosphate de magnésie....	1.08
Matières organiques.......	28.01
	100.00

L'ivoire présente un grand nombre de striations, dues à des canaux filiformes, excessivement ténus. Ces canaux partent du centre de la dent comme des rayons et se réunissent à la périphérie de l'ivoire pour former des espaces lacunaires. Chacun de ses canaux renferme une fibrille, dépendance de cellules appartenant à la pulpe, qui se ramifie ainsi dans toute l'étendue de la dentine. Cette dentine est par suite très sensible et d'autant plus sensible qu'elle est plus extérieure à la dent. C'est ce qui explique que la carie du 2e degré dans laquelle l'émail a été détruit en un point de sa surface soit douloureuse.

L'émail

L'émail constitue le revêtement brillant de la couronne. C'est la partie de la dent la plus résistante à tous les agents extérieurs mécaniques ou chimiques. Il forme une véritable cuirasse à l'organe fragile qui constitue l'organe dentaire. Son épaisseur est très grande au niveau de la face triturante de la dent et va en s'amincissant jusqu'au collet.

COMPOSITION DE L'ÉMAIL

Phosphate de chaux.......	89 »
Carbonate de chaux.......	4.37
Substances organiques.....	3.34
Phosphate de magnésie....	1.34
Sels solubles.............	0.88
Graisse..................	0.20
	99.18

Il est blanc bleuâtre, d'une dureté égale à celle du diamant et dépourvue de toute sensibilité. Il est constitué par des petits prismes hexagonaux, de surface constamment égale, de la longueur de la couche d'émail examinée, soudés les uns aux autres par une subtance très mince et très résistante aux acides.

La cuticule

L'émail est en outre recouvert d'une membrane très mince, épaisse de un millième de millimètre, excessivement résistante aux agents chimiques. (Cuticule de Nasmyth).

Le cément

L'émail va en diminuant d'épaisseur jusqu'au collet ; là il est remplacé par le cément.

Le cément est cette matière dure est jaunâtre que nous avons vu entourer la racine de la dent ; elle est d'autant plus épaisse que l'on se rapproche de la racine (apex). C'est en somme du tissu osseux,

COMPOSITION DU CÉMENT

Phosphate de chaux.......	58.73
Carbonate de chaux.......	7.22
Phosphate de magnésie....	0.99
Sels.....................	0.82
Cartilage................	31.31
Graisse..................	0.93
Fluorure de chaux........	

tant au point de vue anotomique que chimique.

Au collet, le cément et l'émail sont en contact intime, ou bien se recouvrent l'un l'autre — indifféremment — ou bien sont séparés par un mince intervalle laissant alors l'ivoire à nu : cette dernière disposition est exceptionnelle.

La dent est articulée avec son alvéole

Ainsi constituée la dent n'est pas, comme on l'a cru longtemps, implantée dans le maxillaire, comme un clou dans une planche : elle est articulée avec l'alvéole.

Cette articulation est très étroite, mais constituée comme les autres articulations ; les mouvements dont elle est le siège sont très limités. Il existe un ligament alvéolo-dentaire unissant la surface du cément aux parois de l'alvéole, ligament articulaire de forme complexe sur laquelle nous ne pouvons nous étendre.

« Au cours de la mastication, pour résister aux pressions exercées par le maxillaire inférieur sur le supérieur, les faisceaux ligamenteux des articulations alvéolo-dentaires se tendent et limitent le mouvement d'enfoncement dans l'alvéole, effectué par la dent... Ce mouvement d'enfoncement dans l'alvéole que subit la dent lorsqu'une pression est exercée sur elle a pour résultat de diminuer la distance qui sépare le sommet de la racine du fond de l'alvéole ». En outre de ces mouvements verticaux, l'articulation alvéolo-dentaire permet des mouvements d'avant en arrière, des mouvements très limités de gauche à droite et de droite à gauche et enfin, an niveau des dents à racine unique des mouvements de rotation.

« L'étendue de ces mouvements est assez grande chez certaines espèces animales ; c'est ainsi que chez quelques poissons, la dent est assez mobile pour se renverser entièrement en arrière » (Baudron).

L'existence de cette articulation est très importante à connaître parce qu'elle permet d'expliquer bien des complications non seulement de la carie dentaire mais encore de maladies générales, complications qui peuvent et doivent être évitées par des soins appropriés et réguliers donnés à la bouche et à l'ensemble de l'appareil dentaire.

Les dents se développent aux dépens de la muqueuse buccale.

Nous ne nous occuperons pas ici du développement des dents (1) : il suffit de savoir que les dents se développent aux dépens de la muqueuse buccale, qu'elles sont une production de l'épithélium comme les ongles ou les cheveux.

En résumé, **les dents ne sont pas des os ou des parties inertes de l'organisme ; ce sont des organes vivants** au même titre que tous les autres et soumis aux lois générales de la physiologie et de la pathologie.

Elles offrent de par leur constitution même une résistance toute particulière aux agents extérieurs mécaniques ou chimiques. Mais, une fois attaquée, une fois franchie, la muraille constituée par l'émail formant une véritable cuirasse, elles sont très fragiles et vite envahies par les microbes. Se défendant très bien elles-mêmes tant qu'elle sont intactes, très facilement protégées par quelques soins antiseptiques, commandés par la propreté la plus élémentaire, ce sont des organes indispensables au bien-être d'un organisme. Quel est donc le rôle des dents au point de vue physiologique? Cette question fera l'objet de la leçon suivante.

---

(1) Voir à ce sujet du même auteur : « Soignons nos dents » p. 31-33.

SIXIÈME LEÇON

PHYSIOLOGIE DE LA BOUCHE ET DES DENTS

I. — La bouche chez l'homme joue un double rôle : c'est d'abord la cavité dans laquelle sont portés les aliments destinés à la réfection de l'organisme ; à ce point de vue, la grande mobilité de ses parois lui permet de se prêter à toutes les conformations nécessaires, soit qu'il s'agisse de prendre les aliments solides avec les lèvres, soit qu'il s'agisse d'aspirer les liquides, etc.

En second lui, elle constitue l'endroit où s'effectue la première partie de la digestion.

Du rôle de la bouche et des dents dans la digestion

Cette première partie comporte :

1° La mastication des aliments ;

2° Leur transformation chimique.

Dans la mastication, les parois mobiles de la bouche ont pour but de ramener les aliments sous les arcades dentaires jusqu'à ce que la trituration en soit bien complète.

A cette action mécanique s'ajoute l'action chimique de la transformation des aliments féculents en sucre (glucose) leur permettant d'être assimilés par l'organisme. La salive en outre dissout les principes solubles des aliments qui sont offerts à son action ; elle enrobe le bol alimentaire et le rend facile à la déglutition.

La langue a un double rôle mécanique et sensitif : elle sert à ramener les débris alimentaires sous les arcades dentaires, en outre elle a un rôle gustatif sur lequel nous n'avons pas à insister ; elle perçoit les saveurs des aliments portés à sa surface.

Enfin les différentes parties de la cavité bucale concourent à l'élocution et permettent l'articulation des sons. De l'intégrité de ses parois dépendent donc une première et très importante partie de la digestion et la correction de la prononciation. Nous reviendrons plus tard sur l'importance toute particulière de la première de ces deux fonctions.

II. — **Les dents ont pour principal objet la mastication.**

Chez les animaux, elles jouent dans beaucoup de cas un rôle de défense et constituent de véritables armes soit par leur forme (éléphant), soit qu'elles favorisent par leur constitution l'écoulement dans une plaie qu'elles ont faites d'un liquide virulent (vipère). Nous avons vu (leçon II) la différenciation que présente l'appareil dentaire aux divers échelons du règne animal et suivant le rôle auquel il est destiné.

Chez l'homme, ce sont par excellence les organes de la mastication. Leurs formes variées permettent de remplir toutes les conditions voulues ; les incisives coupent les aliments et servent surtout à leur préhension ; les canines peuvent les déchirer, les molaires les broient et les divisent en menues parcelles.

Une bonne mastication, pour être complète, doit transformer en une bouilie liquide les aliments qui ont été introduits dans la cavitê buccale

Pour cela le bol alimentaire est sans cesse ramené entre les arcades dentaires pour être entièrement divisé : les parois de la bouche, lèvres et joues, et la langue concourent à ce résultat.

Cette parfaite division des aliments est indispensable pour que les sucs digestifs puissent donner leur maximum d'action. Elle permet aux aliments, dès leur séjour dans la bouche d'être entièrement pénétrés par la salive, dont la secrétion, nous le savons, est augmenté dans de très grandes proportions au cours de la mastication.

Mettez sur votre langue une grosse boulette de pain et attendez... Vous attendrez longtemps avant de ressentir cette saveur sucrée caractéristique de l'action de la salive. Et si vous avalez ainsi cette boulette, elle ira incomplètement sustenter vos orgapes de ses éléments qui n'auront pas été rendus assimilables. Au contraire mâchez cette boulette sans avaler ; vous la sentirez fondre rapidement et au bout de quelques instants, elle sera convertie en un liquide assimilable déjà, renfermant en suspension des particules solides, enrobées de salive, Celle-ci continuera à agir au cours du rajet de ce bol à travers les voies digestives.

Remarquons que toutes les dents de l'homme ont leur utilité et que leur différenciation extrême vient justement confirmer cette utilité : contrairement aux animaux en général, l'homme étant carnivore, mangeant de tout, devait avoir tous les moyens pour suffire à la division de ses aliments.

Notons en passant qu'il est absolument ridicule de dire que la denture de l'homme est en voie de régression ; en premier lieu aucune des constatations paléontologiques ne permet d'affirmer ce fait ; si actuellement on remarque souvent l'absence de dents de sagesse, ce n'est pas un cas général . il y a des modes variables de conformation suivant les races dans la même nation et l'on trouvera la même différence entre la mâchoire d'un ancêtre des Bretons et celle d'un habitant de l'Ile-de-France, qu'entre le crâne d'un ancêtre de ce dernier et les maxillaires d'un Breton actuel. Quant aux accidents dentaires — et aussi particulièrement ceux de l'éruption de la dent de sagesse — ils sont imputables et nous le verrons plus tard — à une mauvaise hygiène.

Nous admettrons même qu'une mauvaise hygiène dentaire ayant existé de génération en génération, l'appareil dentaire soit progressivement devenus moins résistant : c'est une loi de nature qu'un organe mal entretenu tend à s'atrophier et à dispararaître ; mais en essence, la denture humaine est ce qu'elle a toujours été et si la cause adjuvante de dégénérescence que nous signalons existe, on peut en inférer que, à la suite des efforts tentés par les hygiènistes, on arrivera, dans un nombre plus ou moins considérable d'années à la régénération des organes dentaires de l'homme.

A côté de ce rôle très important des dents, vient se placer celui très intéressant aussi qu'elles jouent dans la phonation.

Du rôle des dents dans la prononciation

A côté des consonnes dites *labiales* — qui se prononcent avec les lèvres — *gutturales*, qui se prononcent avec la gorge. — se placent les *dentales*, consonnes qui nécessitent la présence de certaines dents pour être exprimées correctement. Remarquez comment vous prononcez la lettre d ou la lettre t : vous verrez que la pointe de votre langue vient prendre un point d'appui sur la face postérieure de l'arcade dentaire supérieure, sur les incisives ; la prononciation de la lettre se fait par la brusque expiration résultant de la rupture brusque du contact que nous venons d'indiquer. Une expérience analogue montrera que les dents ne sont pas sans jouer un certain rôle dans la prononciation des consonnes dites sifflantes (c, s); etc.

Pour que l'élocution soit correcte, il importe donc que les dents qui y jouent un rôle quelconque soient présentes sur l'arcade. En outre, il faut qu'elles y soient régulièrement placées. Vous savez tous l'accent bizarre et enfantin que prend une personne à laquelle il vient à manquer une dent antérieure : c'est le zézaiment, on dit que la personne zézaye parce qu'elle est brèchedent. De même bien des défauts de prononciation sont simplement dus à de mauvaises positions des dents sur les arcades dentaires, et une petite rectification sans importance suffirait à guérir nombre de gens d'un défaut qui chez beaucoup d'entr'eux peut être une véritable infirmité.

Du rôle des dents au point de vue de la beauté du visage

Ce n'est pas tout : les dents jouent un troisième rôle, également très important dans l'esthétique du visage. Elles constituent un support pour les parties molles de la joue et des lèvres : on sait les changements qui sont apportés dans l'expression de la pysionomie par une absence de dents, changements tout à fait néfastes. On connaît les modifications apportées au visage des personnes qui ont perdu toutes leurs dents, cette marche irrésistible du nez vers le menton ou mieux réciproquement. L'absence des dents est tellement accompagnée de laideur, que tous les personnages que l'on veut représenter grotesques ou haïssables sont privés de toutes ou partie de leurs dents par leurs créateurs. Quand Victor Hugo crée son Quasimodo, le type de la laiderie, il n'oublie pas de lui donner des dents désordonnées, ébréchées çà et là comme les créneaux d'une forteresse.

. . . .

« Je l'ai trouvée fort belle à une dent près, qui lui fait un étrange effet au devant de la bouche. »

Mme DE SÉVIGNÉ.

. . . .

La reine disait de lui (Le Cardinal de Retz) qu'on n'était jamais laid quand on avait des dents belles.

DIDEROT, *Règne de Claude et Néron*, I, § 47.

De belles dents sont chantées par tous les poètes, et rien en effet ne vaut un sourire découvrant deux rangées de dents saines régulièrement disposées...

Oui, mais à condition qu'elles soient propres, c'est-à-dire entretenues par des soins de chaque jour, car rien n'est plus désagréable — pour ne pas dire plus — à la vue, que des dents entourées à leur base d'une couronne de matière gluante ou crétacée, de coloration variable allant du blanc sale au vert oseille et si nous n'insistons pas sur ce point, c'est que la sensation de répulsion éprouvée dans ce cas a été ressentie par tout le monde ; il suffit de la rappeler pour la faire repousser avec horreur.

(Ce point de vue esthétique, qui pour nous hygiénistes est secondaire, devra être développé par le maître. Un peu d'amour-propre ne nuit pas dans ces questions et, si c'est faire appel à des sentiments de vanité ou d'orgueil, tant pis. Ces arguments auront une grande valeur pour les enfants, les jeunes filles, surtout, pour lesquelles les phénomènes de la mastication n'ont qu'un intérêt bien lointain. Tous les moyens de persuasion sont bons à employer lorsque l'on n'a en vue que l'intérêt des enfants et la salubrité publique).

SEPTIÈME LEÇON

LES MICROBES
LES MICROBES DE LA BOUCHE

DES MICROBES

Un microbe est un être vivant, généralement composé d'une seule cellule et appartenant aux tous premiers échelons des règnes animal et végétal.

Au fur et à mesure que l'on découvre de nouveaux microbes, on éprouve plus de difficultés pour les classer : si la plupart d'entre eux appartiennent à la classe des Algues, il en est d'autres qui ne peuvent être rangés sous cette rubrique (Bacille de la tuberculose).

Ce sont des êtres absolument invisibles à l'œil nu et dont la présence ne peut être décelée que par de puissants instruments (microscope) et le plus souvent après avoir fait subir au milieu qui les contient des préparations longues et minutieuses. Quoi qu'il en soit, leur nombre est infini : ils vivent dans l'air, dans l'eau, dans la terre, partout. On dit que de l'eau est potable quand elle ne contient pas plus de 500 germes par centimètre cube, soit 500.000 microbes par litre. Dans l'air, la proportion des microbes est également considérable et d'autant plus qu'on se rapproche davantage de la surface de la terre. Quant à la terre elle-même, elle en renferme des quantités inimaginables ; pour ne pas rencontrer de microbes, il faut aller à 10.000 mètres d'altitude ou très loin des côtes en pleine mer, ou descendre au moins à 25 mètres sous terre, tous lieux peu pratiques pour y fixer son domicile.

Il y a donc des microbes partout autour de nous, dans nos aliments, sur nous et en nous, et si tous ces microbes étaient pathogènes (pouvaient engendrer des maladies) il y a longtemps que l'humanité aurait disparu de la surface de notre planète.

Toutes les maladies connues — sauf les maladies accidentelles et certaines affections nerveuses peut-être — sont dues au développement de un ou de plusieurs microbes. C'est même cette connaissance de leur cause qui a permis d'en combattre un certain nombre en cultivant leur microbe et en lui cherchant un ennemi — souvent dérivé de lui — qui le combatte dans l'organisme (travaux de Pasteur, Roux, Metchnikoff, etc.) Heureusement, le nombre des espèces microbiennes engendrant des maladies chez l'homme, bien que déjà fort respectable, est relativement limité. Les autres microbes sont dits indifférents ; il s'en faut cependant qu'ils le soient toujours.

Comment un microbe donné engendre une maladie

Un microbe donné engendre une maladie parce qu'il se fixe sur un organisme, qu'il y vit en parasite et se reproduit avec une incroyable rapidité. Il se nourrit et se développe aux dépens de cet organisme et il exerce ses ravages de deux façons différentes. Ou bien, il se cantonne en un endroit donné, se reproduit et se nourrit aux dépens de la région où il se trouve (microbes de la suppuration en général), creusant des trous, des plaies, etc. Ou bien il agit sur l'ensemble de l'organisme, se reproduisant à son intérieur même, empoisonnant le sang (microbe du charbon).

Certains microbes ne se répandent pas dans les diverses parties de l'individu et pourtant donnent naissance à des troubles généraux souvent graves d'une intensité plus ou moins grande. C'est le cas du microbe de la diphtérie, qui reste localisé aux muqueuses, constituant de grandes plaques blanches ou grises ayant l'apparence de membranes, tant le feutrage microbien est épais ; pourtant cette maladie attaque tout l'organisme ! C'est que ce microbe sécrète une substance liquide, dite toxine, qui se répand dans le sang. Elle est transportée dans les diverses parties du corps et, très virulente par elle-même, suffit à agir sur les divers organes avec lesquels elle entre en contact, et à paralyser par exemple certains centres nerveux.

Tous les microbes absorbent de l'oxygène ; mais les uns le prennent directement à l'air : ce sont les aérobies ; les autres l'empruntent au milieu ambiant par suite de réactions : ce sont les microbes anaérobies ; pour ces derniers, l'oxygène de l'air est un véritable poison (bacille de la tuberculose).

De toutes les parties de l'organisme, la bouche est celle qui renferme le plus de microbes

On peut dire que d'une façon générale, on y rencontre, à l'état de germes, non encore développés heureusement, toute la flore microbienne du climat où vit l'individu si celui-ci ne prend pas de précautions hygiéniques. Déjà chez les sujets qui se soignent on en rencontre d'ailleurs pas mal. Les microbes de la pneumonie, de la tuberculose, de la fièvre typhoïde, du charbon, de la diphtérie, etc., se donnent rendez-vous dans cette malheureuse cavité buccale et s'y livrent à des sarabandes insensées. Ajoutons à cela les bacilles de l'air, les microbes propres à la bouche, ceux de la suppuration, etc., et nous voyons à quel point nous sommes chaque jour exposés à la maladie, celle-ci s'étant placée en observation à l'entrée de nos voies digestives et de nos voies aériennes, toute prête à profiter de la première occasion pour nous envahir. Cette seule constatation ne suffit-elle pas à vous engager à nettoyer votre bouche pour vous débarrasser chaque jour, voire plusieurs fois par jour, du danger permanent que vous savez avoir en vous ?

Comment se fait-il que tant de microbes se réunissent dans la cavité buccale ?

C'est qu'elle offre par sa situation, par sa constitution un excellent milieu pour leur développement et leur multiplication ; la température y est très favorable à leur évolution ; en outre, les aliments introduits dans la bouche n'y sont pas triturés sans que de nombreuses parcelles d'entre eux n'y demeurent après les repas dans un des multiples coins et recoins occasionnés par la présence des dents, les plis de la muqueuse, les caries, etc. En outre la salive est alcaline, les productions microbiennes sont acides ; il se produit au niveau du collet des dents, dans les interstices dentaires, des accumulations de substances calcaires, dues à la réaction acido-alcaline, sous lesquelles nos microbes ont la vie tranquille et assurée.

Doucement, alors, grâce à l'acide qu'ils sécrètent et grâce aussi à une touchante collaboration d'un certain nombre d'espèces, ils commencent par s'attaquer à l'émail de la dent sur laquelle ils ont installé leur domicile. Rarement dérangés par des manœuvres externes, ils sécrètent patiemment leur acide, leur toxine et dissolvent les parties calcaires de l'émail (on sait qu'elles constituent la majeure partie de la dent). Quant à la fameuse cuticule si résistante aux acides, il y a longtemps que le sujet lui-même l'a attaquée mécaniquement comme pour ouvrir une porte à ses parasites !

Alors un petit trou noir se forme, la dent est malade et, comme on n'interviendra probablement pas, c'est ains qu'elle sera irrémédiablement perdue. Les microbes attirent les microbes, ou mieux ceux-ci se reproduisent avec d'autant plus de facilité et de rapidité qu'ils sont mieux nourris, plus tranquilles et naturellement plus nombreux.

De temps à autre les aliments, au cours de la mastication, si celle-ci est encore possible, viennent s'imprégner dans les cavités ainsi créées de quelques milliers de germes ; ils vont les porter sur une autre dent où le même travail recommencera — et, en disparaissant par la déglutition, vont leur distribuer de nouveaux domiciles dans les divers étages du tube digestif, où chaque espèce pourra s'installer à sa manière dans le milieu qui lui sera le plus favorable.

Et voilà ! Les conséquences? Nous les verrons plus tard. Le point de départ, vous le connaissez ; vous savez comment sont constituées la bouche, les dents, à quoi elles servent. Vous venez de voir comment elles sont habitées et avantageusement fréquentées par une foule de petits germes acharnés à la destruction partielle ou totale de notre organisme. Nous allons voir bientôt quelles peuvent être les maladies propres à la bouche et aux dents. Mais auparavant, dès maintenant, ne comprenez-vous pas l'intérêt qu'il y a pour vous à vous débarrasser de ces parasites, à vous défendre contre eux, contre leur envahissement ; l'importance qu'il y a de vous nettoyer régulièrement la bouche et les dents puisque les soins de propreté mettent en fuite tous ces ennemis ?

HUITIÈME LEÇON

LA FONCTION MASTICATION

« S'il y a eu tant de combinaisons imaginées pour mettre l'homme à même de bien mâcher ses aliments, c'est qu'apparemment ce n'était pas pour lui une petite affaire qu'ils fussent mâchés, bien ou mal. Ceux qui avalent, au troisième coup de dent, des bouchées à demi-mâchées, ignorent une chose, c'est que l'estomac est obligé de faire ensuite tout le travail qu'on n'a pas laissé faire aux dents, et il n'y a pas d'économie, je vous le jure. Vous verrez plus tard, quand nous en serons aux animaux, que, par une merveilleuse compensation, la force de l'estomac est toujours en raison de l'insuffisance des dents et que, par conséquent, il est d'autant plus faible que la mâchoire est mieux formée. Or la nôtre est aussi bien garnie qu'on puisse le désirer. C'est tout vous dire. Il faut donc la faire travailler en conséquence ; et la petite fille qui, pour avoir plus tôt fini, escamote le travail des dents et le laisse retomber au compte de l'estomac est semblable à un homme qui, ayant deux serviteurs, l'un robuste et vigoureux, l'autre faible et délicat, laisserait le premier se dandiner à son aise, pour mettre tout l'ouvrage sur le dos du second. Il n'y aurait plus de justice, n'est-ce pas ? et comme une injustice est toujours punie, le travail serait mal fait. »

IBID.

Revenons dans cette courte leçon sur l'étude de la plus importante des fonctions de l'appareil dentaire, de la fonction mastication. La perfection de la denture, pour ne pas dire sa complexité prouve par elle-même que son rôle doit être considérable. La vie est le résultat du fonctionnement des organes. « La santé est l'état de fonctionnement normal de notre organisme». (Courmont). Or, dans la machine humaine, la division du travail est poussée très loin : chaque organe, chaque groupe de cellules a une tâche bien spéciale ; c'est de l'exécution régulière et complète de cette tâche que dépend l'harmonie générale des phénomènes vitaux, qui elle-même constitue la vie. Ainsi donc au point de vue physiologique, la vie est un résultat.

Chaque partie du corps ayant son travail à fournir, l'appareil dentaire n'échappe pas à la loi générale.

Ce que deviennent les aliments bien mâchés.

Les aliments, introduits dans la cavite buccale sont destinés à être soumis à son action. Supposons que cette action s'effectue complètement. Le bol alimentaire, au moment de la déglutition, est constitué par un amas semi fluide de substances réunies sur la face supérieure de la langue tant par les mouvements de celle-ci que par ceux des parois de la bouche. Il n'y a plus de parties solides ; le travail de la mastication a permis d'éliminer les débris osseux trop durs pour contribuer utilement à l'alimentation, de broyer les légumes secs, haricots, lentilles, pois, qui encore protégés par leur enveloppe de cellulose ne sauraient être attaqués par les sucs digestifs. La division des aliments a permis au sujet de se rendre compte de leur saveur, de rejeter ceux qui pouvaient être nuisibles (c'est le véritable rôle de la gustation).

La salive a enrobé tous les débris alimentaires, elle va en rendre la déglutition mécaniquement plus facile. En outre elle a attaqué l'amidon, les féculents, a commencé à les transformer en sucre, en maltose (1). Son action se continuera dans les voies digestives. En résumé : la transformation de certains aliments a commencé ; les autres sont suffisamment divisés pour pouvoir subir avec succès l'action des autres sucs digestifs.

La déglutition a lieu : le bol alimentaire s'engage dans l'œsophage, le parcourt, arrive à l'estomac. Là il est soumis à l'action du suc gastrique, mais pour que celui-ci le pénètre dans toutes ses parties, les parois stomacales, musculaires, le promènent sur toutes les faces de la muqueuse gastrique, par un mouvement de va et vient du cardia vers le pylore et du pylore vers le cardia. Ce travail mécanique de l'estomac a une durée variable avec la nature et la quantité d'aliments qui ont été ingérés, mais constante pour un aliment donné, toutes choses restant égales d'ailleurs. La mastication

(1) Cette maltose, non encore assimilable, sera elle-même transformée en glycose assimilable sous l'action du suc intestinal.

ayant été bien effectuée, ce travail se trouve ici réduit au minimum . le suc gastrique pénètre la masse alimentaire dans toutes ses parties ; son action se produit vite et bien et le pylore laisse passer les aliments *déjà transformés* dans l'intestin.

Là même raisonnement : notre bol est lentement promené à travers les anses intestinales. Il subit l'action des sucs

Intestinal,

Pancréatique,

Bile, etc., et sa transformation s'accentue. Il ressemble maintenant à une masse de liquide filant, tenant en suspension des substances sur lesquelles les sucs digestifs n'ont pas eu d'action parce qu'elles ne constituent pas des aliments — ou qui représentent des déchets de l'organisme. Le liquide filant est absorbé dans l'intestin grêle et dans les premières parties du gros intestin : il constitue toute la partie alimentaire du bol que nous avons introduit tout à l'heure dans la cavité buccale. Le reste, c'est le déchet qui sera éliminé par le gros intestin ; ce déchet constitue les fèces ou matières fécales.

Le liquide absorbé — ou chyle — va, après un trajet compliqué, se jeter dans le sang. Par l'intermédiaire de celui-ci il est porté à toutes les cellules de l'organisme qu'il vivifie, qu'il nourrit. La nutrition s'est effectuée de la façon la plus complète possible avec le moins de travail, par suite le moins de fatigue possible pour les divers organes qui ont concouru à son exécution.

Comment s'effectue la digestion lorsque les aliments sont mal mâchés.

Imaginons maintenant l'inverse ; une personne pressée ne mâchant pas ses aliments, ou bien ne pouvant pas les mâcher, soit que trop de dents soient absentes, soit que beaucoup d'entre elles soient malades et douloureuses. Nous assisterons à un spectacle bien différent. Voici en effet dès lors comment les choses se présentent.

Le bol alimentaire est mal mastiqué, composé de particules solides de volume variable ; la salive n'a pas eu le temps d'agir sur les éléments qu'elle a mission de transformer. La déglutation est pénible, parfois douloureuse et nécessite l'absorption d'une plus grande quantité de liquide. Certaines parcelles alimentaires peuvent pénétrer dans les voies respiratoires, provoquer des accès de toux, et ce qui est plus grave, créer des lésions qui pourront devenir le point de départ d'affections plus ou moins sérieuses.

Les aliments arrivent à l'estomac ; là encore le suc gastrique agit mal, lentement et incomplètement. L'estomac réagit de deux façons pour tenter de réparer la faute initiale : d'abord, il conserve longtemps les aliments, s'épuise à les rouler contre ses parois, le pylore restant obstinément contracté... En outre il sécrète le suc gastrique en bien plus grande quantité pour tenter de digérer quand même la masse alimentaire mal préparée qu'il a reçue. Au bout d'un certain temps, le pylore n'offre plus la même résistance ; les aliments pénètrent dans l'intestin. Les sucs qu'ils y rencontrent sont devenus impuissants et n'agissent que partiellement. Le déchet est considérable et la quantité de liquide filant, de chyle, tout à fait insignifiante eu égard à la masse ingérée. L'absorption s'effectue mal et la quantité d'aliments est insuffisante à la nutrition de l'organisme.

Conséquences d'une mastication défectueuse.

Première conséquence : nutrition insuffisante, d'où nécessité pour le sujet d'absorber une quantité plus considérable d'aliments pour avoir un rendement suffisant d'où surchage du tube digestif. Dans le cas contraire, dépérissement, affaiblissement de l'organisme obligé de vivre sur ses propres réserves, prédisposition aux maladies et, si la maladie est déclarée, réaction insuffisante, défense incomplète dudit organisme contre le mal.

Plus immédiatement, nous avons : a) la fatigue de l'estomac qui se traduit par une lourdeur pénible au niveau de cet organe, par une lenteur exagérée de la digestion rendant le sujet impropre au travail après les repas, le prédisposant au sommeil, en outre de cette loi naturelle, que tout travail exagéré d'un organe entraîne l'inaptitude au travail des autres organes, la quantité d'énergie produite par l'organisme étant constante. De plus il y a hypersécrétion du suc gastrique, d'où les renvois amers, acides dont se plaignent tant de personnes, les crampes d'estomac si douloureuses (gastralgie). Au bout d'un certain temps, il y a au contraire épuisement des glandes gastriques ; hyposécrétion de ces glandes, atonie stomacale et la digestion se fait de plus en plus mal. L'estomac devient paresseux, se dilate, sa muqueuse s'épaissit, s'enflamme ; la gastrite souvent, la dyspepsie toujours, sont constituées, avec toutes leurs conséquences immédiates et futures.

Dans l'intestin, même processus, mêmes conséquences. Inflammations mécaniques de l'intestin, création d'entérites ; la bile ne joue pas son rôle désinfectant puisqu'elle ne peut pénétrer la masse alimentaire, d'où fermentations de toute nature nuisibles à la santé générales. Progressivement l'appétit disparaît, la nutrition s'effectue mal ; le sujet constate cet état, se désespère, le système nerveux s'affaiblit lui aussi et des réactions successives du physique sur le moral, puis du moral sur le physique, naît un mauvais état général avec toutes ses suites (hypocondrie, neurasthénie, etc.).

Voilà, en quelques lignes, quelles sont les conséquences d'une mauvaise mastication ; encore ne vous plaçons nous là qu'un point de vue mécanique. Nous verrons plus tard les résultats d'une mastication pratiquée avec un appareil dentaire défectueux. Mais les considérations qui précèdent suffisent déjà à montrer l'importance de la fonction mastication. Donc, vous qui nous lisez, mâchez vos aliments, lentement, consciencieusement. Ce n'est pas du temps perdu ; d'une bonne mastication dépend pour vous la santé et la vie. Enfants surtout, suivez notre précepte ; c'est à l'âge où l'organisme se développe qu'il a le besoin le plus pressant d'une nourriture abondante et complète, c'est à ce moment également qu'il est le plus fragile et le plus facilement blessé — qu'il faut par conséquent l'entourer de plus de précautions. Pour mâcher ses aliments, il suffit d'y penser au début ; les bonnes habitudes se prennent aussi facilement et aussi vite que les mauvaises.

Ce n'est pas tout cependant que d'avoir pendant quelque temps de la bonne volonté : il faut encore pouvoir l'utiliser. Pour mâcher ses aliments, il faut pouvoir le faire ; il faut avoir un appareil dentaire en bon état. Quelles sont ses imperfections, quelles sont les causes qui contribuent à son mauvais fonctionnement, c'est ce que nous étudierons ensemble au cours des leçons suivantes.

Nous reproduisons ci-après un article récemment paru ; sa tournure humoristique le rend intéressant ; dans son exagération même il est utile ; il faut frapper très fort sur une faible note pour en faire percevoir un faible son aux pires sourds, à ceux qui ne veulent pas entendre :

PERSONNE NE SAIT MANGER

Il faut « fletchériser » si l'on veut vivre cent ans

Personne ne sait manger et tout le monde trépasse avant son heure du fait d'une alimentation irrationnelle. Les animaux nous donnent la vraie leçon du bien-vivre; ils mâchent. Le bœuf mâche, le chien mâche, le chameau mâche, parmi d'autres mâcheurs, et bœuf, chien, chameau digèrent à merveille. C'est en observant l'animal qu'un perspicace Américain a su dicter de justes lois à l'homme.

Quand il avait quarante-cinq ans, Horace Fletcher avait un poids démesuré et diverses maladies: goutte, dyspepsie, migraines, eczémas. Il était si bien condamné à mort qu'une compagnie d'assurances refusa de lui délivrer une police. Vexé, piqué au jeu, Fletcher répondit à ses juges : « Je vivrai ». Il a aujourd'hui soixante ans, est d'un poids normal, paraît avoir quarante ans, dort comme un baby, est fort comme un Turc, a oublié ses misères physiques et fait des projets à longs termes. La mastication le sauva ; il le dit, il le crie, il le prouve. Il offre pour rien sa panacée à qui veut en user. Il a déjà guéri 100.000 hommes dans son pays.

Tout son enseignement tient en quelques axiomes :

— Mâchez jusqu'à ce que l'aliment soit devenu une crême que vous avalez involontairement.

— Mâchez le liquide comme le solide. Mâchez le vin, la bière, le lait, l'eau, comme les céréales, le pain, la viande, les légumes.

— Pas de petit déjeuner au réveil. Inutile. Vous n'avez dépensé encore aucune des énergies accumulées dans la nuit. Allez jusqu'à midi à jeun.

— Pourvu d'appétit (obligatoirement), écartez la viande rouge qui ne se mastique pas bien. Appliquez le système de la mastication jusqu'à l'extrême pulvérisation dans la bouche. Trente bouchées vous suffiront pour apaiser la faim la plus grande.

— Buvez en fin de repas, et à peine. D'ailleurs vous jugerez à l'expérience que beaucoup de boisson ne vous est plus nécessaire.

— Mangez seulement quand vous avez faim, jamais quand vous êtes triste, en colère. Jamais dans le bruit, ni l'esprit inquiet.

— Dînez extrêmement peu : pas du tout serait mieux. Mais ne forcez pas la nature. Au reste, ce régime n'est nullement draconien. Faites-vous servir ce que vous aimez, sans ostracisme rigoureux. Vous ferez en huit jours la sélection de ce qui vous convient et de ce qui ne vous convient pas. Préférez les viandes blanches.

Résultats. — Vous quittez la table, léger, prêt au travail ; jamais de maux de tête, de lourdeurs. Plus de dilatations d'estomac. Plus de constipation, aucun des inconvénients que cette misère physiologique comporte. En quelques mois, rajeunissement stupéfiant. Une aptitude de tous les instants pour les travaux les plus rudes, les marches les plus longues. Le corps revient à son poids normal, que l'on soit trop maigre ou trop gras. L'esprit est délié. Somme toute, l'aventure du docteur Faust, sans Méphistophélès.

La mastication est peut-être une contrainte, les premiers jours. Bientôt elle devient un plaisir. Horace Fletcher mâche volontiers une échalotte 732 fois pour la réduire à rien. Il affirme y trouver une multitude de goûts successifs qui font l'enchantement de son palais. Mais tout n'a pas une telle dureté. Le pain se réduit en 33 broiements environ. Faites l'expérience attentivement. Vous constaterez que le moindre croûton possède trois ou quatre arrière-goûts, tous exquis, et que vous n'avez jamais soupçonnés.

Pourquoi ne pas « fletchériser ? » en Amérique, le fletchérisme a ses fidèles innombrables. *Tous* attestent des bienfaits de la cure. Nous-même, après un mois, sommes émerveillé du résultat. C'est en nous — au mental et au physique — une vie nouvelle, une renaissance. Les Français, gens badins, rallieront-ils ce système tout naturel dont le moindre avantage est d'économiser au moins 30 °/₀ sur les budgets de cuisine ?. , . »

Oui, mais pour mâcher, il faut des dents saines. Alors ?

Le Matin — 23 novembre 1909

NEUVIÈME LEÇON

LES MALADIES CONGÉNITALES DES DENTS
LES ACCIDENTS DE DENTITION

Quelles sont donc les affections de nature à entraver une bonne mastication ?...

Elles sont le résultat de trois causes :

1° Mauvaise position des maxillaires l'un par rapport à l'autre.

2° Disposition irrégulière des dents les unes par rapport aux autres, ou par rapport au maxillaire qui les supporte.

3e Affections prenant leur point de départ dans une évolution vicieuse des dents (accidents de dentition) ou dans l'infection de ces organes (carie dentaire).

La mauvaise conformation de ces maxillaires, la position vicieuse des dents sur les arcades dentaires constituent des anomalies. Voyez cette personne, dont la mâchoire supérieure dépasse l'inférieure tant que l'on dirait que celle-ci est tirée en arrière ; les dents supérieures débordent les inférieures et généralement sont visibles quand la bouche est fermée. Bien des degrés sont à observer dans cette véritable difformité. On dit que ce sujet est atteint de prognathisme supérieur, un bien vilain mot pour peindre une bien vilaine chose,

Ici c'est autre chose ; la mâchoire inférieure avance au contraire et notre pauvre ami offre une ressemblance plus ou moins marquée avec un boule-dogue ; il est atteint de prognathisme inférieur. Que l'arcade dentaire supérieure soit plus longue que l'inférieure ou réciproquement et le sujet offrira un aspect très particulier dans chaque cas. On conçoit que l'articulation se fera forcément d'une façon défectueuse et, aussi bien, le plus souvent il existe en même temps que ces malformations, des irrégularités dentaires ; physiologiquement en effet, la nature tend à se corriger elle-même et une évolution se fait pour remettre en contact les deux arcades afin que puisse s'accomplir la fonction masticatoire.

Ces irrégularités dentaires existent seules et constituent alors des anomalies. Elles sont multiples et il ne serait pas intéressant de les exposer toutes ici. Disons simplement, qu'une dent peut ne pas faire son évolution ; au contraire on peut être porteur de plus de dents qu'il n'est normal.

Une dent peut encore au lieu d'occuper sa place sur l'arcade empiéter sur une voisine, se placer devant ou derrière, se pencher en avant, en arrière, voire même tourner sur son axe et se présenter à l'observateur plus ou moins obliquement. Cette dent peut encore être irrégulièrement développée, s'écarter de sa forme normale (qui est immuable pour chaque espèce de dents), être trop petite, trop grande. pointue alors qu'elle doit être en plateau et réciproquement, etc., etc. Enfin, il peut exister des vices de structure, tâches, érosions, etc. (1).

Laissons là cette énumération fastidieuse et retenons simplement ce qui peut nous intéresser : voyons quelles peuvent être les conséquences des anomalies dentaires.

Conséquences des anomalies dentaires.

Ce sont d'une façon générale celles que nous avons indiquées comme résultat d'une mauvaise mastication, car, par elles-mêmes, elles entraînent forcément dans la majorité des cas une mastication plus ou moins défectueuse.

Rappelez-vous ce que je vous ai dit à ce sujet et méditez-le.

Mais il en est d'autres : en premier lieu, des dents irrégulièrement plantées sur les arcades dentaires donnent à la face un aspect plus ou moins repoussant suivant que les irrégularités sont plus ou moins considérables.

Ensuite une dent en antéversion ou en ectopie donne fréquemment lieu à des blessures de la muqueuse buccale, à des excoriations au niveau desquelles viennent se développer des maladies plus ou moins graves, allant de la simple ulcération chez le jeune enfant ou chez les adultes qui se soignent la bouche, à l'ulcère vrai, à la stomatite ulcéro-membraneuse, à la gangrène de la bouche et au

(1) Pour plus d'ordre et de détail se reporter au tableau ci-joint de Magitot.

ANOMALIES DENTAIRES

1er Groupe
ANOMALIES D'ÉRUPTION

- 1° ÉRUPTION
  - précoce.. / tardive..
    - a de la dentition temporaire.
    - b de la dentition permanente.
- 2° ACCIDENTS DE DENTITION
  - a) dentition temporaire
    - Apparition de la 1re molaire.
    - Remplacement des 20 dents temporaires.
  - b) dentition permanente
    - 1re période — 2me molaire.
    - 2me période — 3me molaire.

2me Groupe
ANOMALIES D'ARRANGEMENT & DE NOMBRE

- 1° DIRECTION
  - a) Antéversion.
  - b) Rétroversion.
  - c) Latéroversion.
  - d) Rotation sur l'axe.
- 2° SIÈGE
  - a) Hétérotopie par tramposition.. — Hors de l'arcade.
  - b) Hétérotopie par déplacement.. — Hors de la cavité buccale.
- 3° NOMBRE
  - a) par augmentation.
  - b) par diminution.

3me Groupe
ANOMALIES DE CONSTITUTION

- 1° FORME
  - a) partielles
    - coronaires.
    - radiculaires.
  - b) totales
    - géantisme / nanisme
      - coronaires.
      - radiculaires.
      - coronaires et radiculaires.
- 2° STRUCTURE
  - a) simple
    - 1° Tâches de l'émail, lacunes, espaces interglobulaires de GERMAK.
    - 2° ÉROSION
      - pointillée, cupule.
      - sillon, nappe.
      - escalier.
      - amorphisme et gâteau de miel.
  - b) compliquée
    - 1° DISPOSITION DES TISSUS
      - par réunion de deux germes.
      - par division d'un seul germe.
      - par atrophie folliculaire.
    - 2° ODONTOMES
      - Embryoplastiques.
      - Odontoplastiques.
      - Radiculaires.
    - 3° KYSTES FOLLICULAIRES
      - Embryoplastiques.
      - Odontoplastiques.

4me Groupe

- Anomalies de forme des arcades dentaires en rapport avec les
  - 1° PROGNATHISME.
  - 2° ATRÉSIE.

cancer chez les personnes qui ne se soignent pas. Ces blessures sont très rebelles à la guérison car elles sont naturellement entretenues par l'organe qui leur a donné naissance.

Dans un autre ordre d'idées, les anomalies dentaires ont pour résultat les unes de créer de véritables clapiers entre les dents, des prisons à microbes, la malposition des organes ne permettant pas de pénétrer dans les espaces qui normalement devrait les séparer ; — les autres (certaines anomalies de structure), de prédisposer la dent à la redoutable maladie dont nous aurons à nous occuper bientôt, à la carie dentaire. Les microbes, dont nous avons vu l'importance, savent profiter des moindres défauts de l'organe qu'ils veulent attaquer et détruire.

Enfin une anomalie dentaire en entraîne une autre : si deux dents voisines sont déviées de telle façon que leurs faces postérieures se regardent par exemple, les organes qui les flanquent à droite et à gauche suivent le mouvement pour combler d'une façon approximative l'espace ainsi créé.

C'est par le même mécanisme qu'une dent absente laissant un vide entre les deux autres, on voit celles-ci se rapprocher en quelque sorte et réduire d'une façon souvent considérable l'espace devenu libre. En outre les anomalies d'une dentition de lait en entraînent d'autres sur la dentition suivante et c'est pourquoi les enfants doivent plus peut-être que n'importe quel adulte, prendre soin de leurs premières dents. Ces 20 dents tomberont, c'est entendu ; mais si elles ont été irrégulièrement placées, les dents permanentes, celles qui ne tombent pas — du moins naturellement, — le seront aussi mal.

Si la première molaire permanente ou dent de six ans est mal disposée ou absente, au moment de la seconde dentition, les autres dents permanentes ne sauront où faire leur éruption et pousseront comme elles pourront. Il en résultera nécessairement des irrégularités dont nous vous avons montré les inconvénients et les dangers.

Accidents de dentition.

Parmi les accidents qui sont de nature, non seulement à porter atteinte à l'intégrité de la mâchoire, mais encore à compromettre la santé générale, figurent en première ligne les accidents dits de dentition.

Vous avez tous vu un petit frère, une petite sœur, crier par instants, malgré tous les soins dont l'entoure sa mère inquiète et hésitante.

Il est en train de jouer, de dormir, de prendre le sein ou le biberon. Mais tout d'un coup, sans motif apparent, voilà le hochet ou la poupée par terre ; l'enfant se réveille, repousse le sein ou le biberon et pleure... Ses cris sont perçants ; ce n'est pas le bébé difficile qui se plaint sans raison ; c'est l'enfant qui souffre et qui ne peut faire comprendre pourquoi il souffre ; il porte ses mains à sa bouche, mordille ses couvertures, bave sur ce qui l'entoure tandis que de grosses larmes roulent sur ses joues enflammées attestant la réalité de sa souffrance...

Voulez-vous l'examiner? Il ne se prête pas à vos tentatives, il ne veut pas qu'on touche ses lèvres. Si vous parvenez à ouvrir sa bouche, vous voyez des gencives enflammées, grosses ; parfois vous distingnez sous une muqueuse amincie la forme d'une dent : c'est cette dent qui est cause de tout le mal et qui fait souffrir le bébé en faisant son éruption. Les jours passent, l'enfant devient pâlot, il s'affaiblit, il a de la diarrhée verte, il tousse un peu ; souvent aussi il est pris de crises nerveuses, de convulsions, qui, si elles sont peu graves par elles-mêmes ne laissent pas d'influencer sur sa santé générale et répandent l'effroi dans tout l'entourage.

Vous pouvez vous souvenir de l'apparition de certaines de vos dents, car si toutes ne vous ont pas fait souffrir pour percer à leur place, trop souvent quelqu'une a attiré votre attention sur son évolution.

Rappelez-vons ces douleurs lancinantes que vous avez ressenties, l'énervement dans lequel elles vous ont mis, le manque d'appétit que vous aviez et souvent l'impossibilité de manger où vous vous trouviez ? Rappelez-vous vos insomnies, la nuit et votre affaissement dans la journée. Ce souvenir suffira à vous forcer à nous lire et à comprendre.

Méfiez-vous de demain, en pensant à hier ; la plupart d'entre-vous n'ont pas encore leur dentition complète ; tous, même les plus grands, sont appelés à souffrir s'ils ne nous écoutent pas. Car à tous au moins il manque quatre dents, qui viendront compléter à chaque mâchoire de chaque côté, tout à fait au fond de la bouche, la denture encore imparfaite ; ces dents-là seront les dents de sagesse, ainsi nommées probablement parce qu'elles apparaissent à l'âge où l'on devrait être sage (de 10 à 25 ans) mais où l'on est généralement très fort et sans excuse, parce que l'on a voulu oublier les enseignements reçus.

Les accidents de l'éruption de la dent de sagesse sont les plus graves, les plus douloureux aussi. Ils retentissent le plus souvent sur la santé générale et nécessitent parfois des interventions chirurgicales dont la seule possibilité doit vous faire frémir...

On ne peut assez dire toute la place que tient l'évolution des dents temporaires et permanentes dans la vie de l'enfant. C'est une des phases de sa croissance. Certains ont voulu nier l'existence des accidents de dentition et c'est un non sens.

Sans doute il ne faut pas attribuer à l'éruption dentaire tant de maladies du jeune âge dont on méconnaîtrait ainsi la marche, l'évolution et le traitement. Mais il est impossible de nier que beaucoup de ces maladies n'évoluent à propos de la sortie des dents.

En effet, si l'organisme n'était pas affaibli par ce travail de la poussée dentaire, si d'autre part ce travail était mieux suivi par la famille et le médecin, les bacilles n'auraient pas si beau jeu pour profiter de l'état précaire des organes sur lesquels chaque espèce exerce son action néfaste.

Tous les efforts de la nature se portent à un moment donné sur un point de la machine humaine ; les maladies envahissent les autres points.

Et les conséquences sont à la fois physiques et morales. Voyez cet enfant pâle, inattentif aux leçons du maître, nonchalant. Toujours dans les derniers de sa classe combien de reproches ne reçoit-il pas de l'instituteur de sa famille ! Ce n'est pas toujours une mauvaise nature ;. ce n'est jamais un mauvais esprit à l'âge qu'il a aujourd'hui. Ce paresseux, c'est un malade, Il n'a jamais eu peut-être de grandes maladies qui forçent à quitter l'école et à prendre le lit, mais il végète depuis longtemps, peut-être depuis toujours ; sa nutrition s'est mal effectuée, s'effectue mal encore ; toutes ses facultés physiques sont diminuées et par contrecoup ses facultés morales. Et maintenant il est trop tard ; on n'arrivera probablement pas à le corriger : ce sera une non-valeur : c'est un soldat de moins pour la société. Un peu plus de soin, un peu plus de surveillance dans le tout jeune âge eussent pu conserver cette unité aujourd'hui vraisemblablement perdue à jamais.

Maintenant je vous entends me dire : « Pourquoi la nature nous a-t-elle ainsi faits que nous soyons toujours en danger?

Est-ce que les mondes ne roulent pas dans l'infini suivant des règles immuables sans jamais sortir de leur orbite et sans se rencontrer?

Est-ce que les animaux, les plantes nécessitent tant de soins pour leur croissance ?

Sans doute ; la nature toutefois a très bien fait ce qu'elle a fait. Les animaux savent se défendre contre les dangers qui les menaçent : de par instinct, en outre ils n'ont pas les mauvaises habitudes que nous avons et que nos ancêtres n'avaient pas. A tous les points de vue les races anciennes étaient plus fortes que les nôtres et plus robustes. Au point de vue particulier qui nous occupe, les crânes que l'on retrouve portent des dents magnifiques dont très peu sont malades ; les mâchoires sont complètes et saines. Nos maxillaires dans cinq cents ans donneront à nos descendants une triste idée de notre constitution et de notre hygiène actuelles.

En outre les êtres, sur notre terre, sont en lutte perpétuelle les uns contre les autres ; il faut que les plus faibles soient détruits par les plus forts, et la vie d'un individu, à quelque règne qu'il appartienne n'est que le résultat de la destruction d'un très grand nombre d'autres individus. A chacun de se défendre s'il veut vivre. Les bacilles ne peuvent vivre qu'à notre détriment : défendons-nous contre eux. C'est là la véritable loi de la nature.

Les accidents de dentition sont dûs à une mauvaise hygiène de la bouche.

Les accidents de dentitions existent ; ils sont dûs *dans tous les cas* à une mauvaise hygiène de la bouche, à l'absence complète de précautions. Chacun sait que l'enfant va traverser une période critique et nul ne pense à le préparer à cette épreuve. La dent qui pousse ne fait pas mal parce qu'elle perce la gencive ; aucun phénomène de croissance n'est douloureux et cette ascension de la dent se fait lentement, progressivement. L'éruption de la dent est douloureuse parce qu'elle se fait au sein d'un tissu enflammé. Dans les sillons des gencives, il s'est produit de petites érosions, de petites écorchures dans lesquelles sont venues s'installer des colonies microbiennes ; et celles-ci sont venues parce qu'elles existaient dans la bouche. Supprimez-les donc de la bouche. Renforcez les tissus pour qu'ils puissent résister à toute attaque et vous éviterez les accidents de dentition.

Ce sera la conclusion de cette leçon : les accidents de dentition existent, mais ils ne devraient pas exister : les accidents de dentition sont évitables.

L'indication des moyens grâce auxquels on évitera leur éclosion fera l'objet de la quatorzième leçon.

Note I. — Il convient de signaler que toutes les anomalies des maxillaires ne tiennent pas forcément à des anomalies dentaires, il y a parfois réciprocité et l'inverse se produit souvent.

« Les anomalies dentaires peuvent accentuer l'irrégularité du bord alvéolaire ; mais c'est intervertir l'ordre et l'importance des phénomènes que d'accorder, ainsi que le fait Talbot, un rôle prépondérant au placement anormal du germe de la canime. Ce fait secondaire est subordonné à la malformation osseuse et n'a qu'une importance limitée. L'alvéole se montre sur la racine ; il n'en pas de même de la base du corps de l'os dont le développement obéit à des causes plus générales. O Coles pense que l'ossification prématurée des substances crâniennes est la cause de la formation du palais en ogive... Le prognathisme des mâchoires est fréquent chez les adultes frappés d'obstruction nasale par suite de catarrhe chronique ou de tumeurs adénoïdes... (1).

« Les adolescents affectés de tumeurs adénoïdes ont la voûte palatine très élevée et rétrécie au point que

---

(1) Frey et Lemerle. Pathologie des dents et de la bouche.

quelquefois les sujets ont peine à en toucher le sommet avec leur langue ; sur une section transversale et verticale on se rend parfaitement compte de cette disposition. Ce contour de la voûte palatine prend nettement la forme ogivale...

« La conséquence immédiate de ce fait est de donner un petit rayon de courbure à l'arcade alvéolaire supérieure et de lui donner une saillie prononcée en avant.

« Cette saillie de la région antérieure de l'arcade alvéolaire est encore augmentée par la projection en avant de l'os incisif et des dents qu'il supporte. Ceux-ci font souvent une saillie considérable en avant, repoussant la lèvre supérieure sous laquelle elles apparaissent au dehors...» (1).

Conséquences pour le maxillaire inférieur : articulation vicieuse, manque de contact ou contact irrégulier des dents antagonistes.

De sorte que notre raisonnement reste toujours le même : L'action réciproque des dents sur les maxillaires et des maxillaires sur les dents étant admise, les conséquences restent les mêmes ; d'autre part, ces difformités, quelle que soit leur origine relèvent du même traitement, traitement appartenant au dentiste-orthopédiste ou orthodontiste. Et dans ces leçons élémentaires, il nous a paru inutile de compliquer l'étiologie des accidents que nous signalons de façon à laisser en pleine lumière les faits de nature à fixer notre pensée dans l'esprit des jeunes sujets auxquels cet ouvrage est principalement destiné.

---

(1) Châtelier. Des Tumeurs adénoïdes du larynx.

Note II. — Il y a importance pour le maître à examiner la bouche des enfants confiés à ses soins, non seulement pour constater la présence des dents malades, mais pour se rendre compte, d'après la forme de la voûte palatine et la présence ou l'absence de prognathisme supérieur, du degré de capacité intellectuelle, de santé générale de son élève. La présence d'anomalies et d'irrégularités dentaires, le rapport anormal des deux mâchoires dans l'articulation, leur occlusion imparfaite sont toujours liées à des malformations des maxillaires, et celles-ci sont très-fréquentes chez les enfants idiots (1). D'autre part Mme Sollier, Talbot, Bourneville, ont signalé l'étroitesse et la hauteur de la voûte palatine chez les enfants arriérés, idiots, épileptiques. Et d'après Mme Sollier, chez ces enfants, la voûte palatine est défectueuse dans 45 °/° des cas.

(1) Cruet. Société de Stomatologie 1894.

DIXIÈME LEÇON

COMMENT S'ABIMENT LES DENTS

Comment s'abîment les dents ? Pourquoi et comment ces organes dont nous avons vu la structure, la composition, la protection, peuvent-ils si facilement devenir le siège de lésions, dont l'une est si grave qu'elle a pour aboutissant la destruction totale de la dent atteinte ?

Elles sont multiples les causes d'altération des dents ; elles sont aussi toutes plus ou moins évitables ; on peut les diviser en deux grandes classes : dans la première, seront rangées les causes extérieures, dans la seconde celles qui tiennent à l'organisme lui-même, causes intrinsèques pourrait-on dire.

I. — **Les causes extérieures d'altération des dents sont les traumatismes, les chocs dont ces organes peuvent être le siège**, chocs dus à un agent extérieur matériel ou à un agent extérieur physique (température).

Un enfant tombe sur la face, ou bien il reçoit sur les arcades dentaires un coup d'un instrument contondant ; suivant le cas il en résulte des désordres plus ou moins grave au point lésé. Dans un premier stade, il ressent une douleur sourde au niveau d'une dent, ou de plusieurs. C'est plutôt une sorte d'engourdissement douloureux qu'une douleur vraie ; parfois au niveau de la gencive, on voit sourdre un peu de sang et puis c'est tout ; les phénomènes disparaissent et tout rentre dans l'ordre. La dent a été simplement contusionnée. Mais il ne faut pas oublier que cette contusion peut porter une atteinte grave à la viabilité de l'organe. Pour peu que la contusion ait été violente, les vaisseaux qui arrivent à la dent ont été rompus et la dent est privée du liquide nourricier sans lequel aucun organe ne peut vivre ; la pulpe se mortifie et alors, de deux choses l'une ou : bien cette mortification s'accomplit aseptiquement — et alors la dent devient un corps étranger par rapport à l'organisme. Il y demeure un nombre variable de mois ou d'années, mais il est condamné à disparaître, soit par chute spontanée, soit par élection secondaire à son niveau de la carie dentaire, son état de moindre résistance le mettant à la merci de toute infection. Ou bien la mortification de la pulpe est immédiatement accompagnée d'infection venue par l'articulation alvéolo dentaire — et alors l'organe et les parties voisines deviennent le siège de toutes les complications inhérentes à l'infection, inflammation, abcès, phlegmon, etc. Dans les deux cas nous avons affaire à un organe condamné.

La mortification pulpaire a pour résultat de transformer une dent vivante en une dent morte. Les dents mortes sont fort reconnaissables sur une arcade dentaire à leur aspect spécial ; leur coloration tranche nettement sur celle des voisines. D'une teinte jaune sale, grise, même noire il est important de les reconnaître parce qu'un traitement approprié pourra permettre de les conserver à la denture.

La contusion de la dent est d'autant plus grave qu'elle se produit sur un organe plus jeune.

Elle est plus grave pour les dents temporaires ou dents de lait que pour les dents permanentes. En effet, chez un enfant en voie d'évolution, non seulement elle peut atteindre la dent temporaire, mais elle peut mortifier le germe de la dent permanente placé dessous, ce qui aboutit à la suppression prématurée de l'organe de demain qui ne verra jamais le jour.

Si le traumatisme a été plus violent, il provoque suivant son intensité, et surtout suivant son point d'application soit la luxation, soit la fracture de la dent atteinte. La luxation, c'est le déplacement de la dent en totalité dans son alvéole, la suppression du contact normal des surfaces articulaires, la rupture des attaches ligamenteuses.

Il est facile de se rendre compte que les degrés de luxations seront extrêmement variables. On peut noter tous les échelons depuis le simple déplacement de la dent revenue aussitôt en place sous l'action de ses ligaments et connexions anatomiques, jusqu'à projection hors de l'alvéole, dans la bouche ou vers l'extérieur. Les conséquences de l'accident seront naturellement d'autant plus graves que le déplacement aura été plus important.

Lorsque l'enfant « crache » une ou plusieurs dents — et généralement dans ce cas il en crache plusieurs car il est rare que le traumatisme provoquant un tel accident limite son action a une dent — le diagnostic se pose tout seul. Il n'en est pas de même lorsque la luxation est incomplète. Alors l'enfant ne cesse de pleurer, en criant, —

car la douleur est des plus vives — et vous remarquez qu'il garde la bouche ouverte, laisse couler un peu de salive et évite tant qu'il peut de rapprocher ses arcades dentaires. En effet la dent est comme allongée ; elle fait saillie sur l'arcade et le moindre mouvement de mastication réveille des douleurs insupportables.

Les conséquences de la luxation sont exactement les mêmes que celles de la contusion — aussi bien pour la dent permanente que pour son germe. Il faut y ajouter la possibilité de l'avulsion du germe de seconde dentition par les racines d'une dent temporaire chassée de son alvéole, accident irréparable.

Enfin — nous reviendrons sur ce point — une recommandation doit être faite ici : il faut avoir bien soin en cas de luxation complète de la dent — s'il s'agit d'une dent permanente — de ramasser l'organe soigneusement, de l'envelopper dans une compresse aseptique et de le porter chez le dentiste, ou à défaut le médecin, en même temps qu'on y conduit l'enfant. Ainsi on arrivera peut-être à diminuer en partie l'importance de la perte que l'enfant vient d'éprouver.

Un choc violent peut amener la cassure de la dent en deux ou plusieurs fragments ; ces fragments restant en contact ou la dent cassée restant incomplète dans son alvéole.

Les fractures sont quelquefois indolores, visibles ou non, ou bien à peine perceptibles et très douloureuses : — ces dernières sont les plus graves. Si nous nous souvenons de la structure des dents, nous comprendrons facilement cette division. Imaginons que l'enfant tombe sur une dent antérieure — ou ce qui est plus fréquent — qu'il reçoive un coup sur la dite dent, de telle façon qu'une partie de cette dent soit séparée du reste de l'organe : ou bien le fragment ne sera composé que d'un peu d'émail, de quelques prismes superficiels — et la fracture aura été indolore ; ou bien le fragment comportera de l'émail une épaisseur suffisante pour que toute la couche adamantine soit partie au niveau du point lésé, et la dentine ou ivoire, sensible, sera à nu, voire entamée — la fracture aura été douloureuse comme une contusion. En outre il restera au niveau de la partie décintrée de l'ivoire une région sensible au toucher, à la mastication, aux changements de température.

Si le fragment est assez considérable pour que le trait de fracture ait traversé la chambre pulpaire, alors les douleurs sont atroces, l'organe vital ayant été atteint. Suivant l'importance du fragment et sa direction, la fracture sera plus ou moins visible. Mais si — ce qui est très fréquent — la fracture est produite de telle façon que les deux fragments restent en contact, maintenus qu'ils sont par leurs connexions respectives avec la gencive et l'alvéole on aura plus de mal à la déceler — Il arrive souvent en effet que le trait de fracture est vertical et traverse la dent dans le sens longitudinal, la divisant en parties plus ou moins égales. On peut le découvrir par un examen attentif de la dent que l'enfant — le premier moment de stupeur passé — saura bien montrer à cause des douleurs qu'il ressent. *(Il faut bien se garder de toucher à cette dent et d'essayer d'en mobiliser un des fragments).*

A côté de ces fractures, il y a celles qui sont dues aux

changements brusques de température, aux alternatives de chaud et de froid, à l'usage des boissons glacées ou bouillantes par exemple. Celles-ci sont peu visibles, se réduisant parfois à de simples craquelures de l'émail, à de simples fistules : elles n'en sont pas moins redoutables, comme nous allons voir.

Quelles sont les conséquences des fractures ?

Laissons de côté ces fractures qui détruisent en totalité une ou plusieurs dents ou qui les compromettent de telle façon que leur conséquence est la suppression fonctionnelle des organes atteints.

Voyons les fractures qui traversent verticalement la chambre pulpaire.

Elles ne peuvent être guéries par la coaptation des deux fragments ; et il n'y a pas plus d'analogie entre les fractures dentaires et les fractures osseuses qu'entre la constitution anatomique du tissu dentaire et celle du tissu osseux. Toutes les autres fractures, quelles que soient leur cause ou leur étendue ont pour résultat d'ouvrir la porte à l'infection, d'ouvrir dans la cuirasse d'émail une entrée aux multiples microbes de la bouche et surtout à ceux de la carie dentaire. Jusque-là l'organe était à l'abri de leurs attaques ; maintenant ceux-ci pénètrent par la brèche et s'installent dans la denture comme chez eux.

Et dès lors, les conséquences de la fracture sont celles de la carie elle-même : la destruction totale de l'organe blessé.

Quelquefois un enfant retire un petit morceau de dent, disant qu'il s'est cassé la dent... Un examen superficiel montre qu'il s'agit d'un fragment de dent malade et déjà cariée. D'ailleurs la fracture aura rarement été douloureuse. Ainsi sera attirée l'attention du maître sur un foyer de carie et cette heureuse fracture donnera une indication précieuse et sera un ordre formel de présenter l'enfant à la visite du dentiste.

Et maintenant quelles sont les causes de ces fractures? Elles sont multiples : chocs, coups, chutes, etc. Les plus importantes pour nous sont celles qui résultent d'imprudences ou de mauvaises habitudes, car ce sont les plus fréquentes chez nos élèves. Outre les multiples usages que nous avons attribués aux dents, nos enfants en ont découvert qui, s'ils font honneur à leur jeune imagination, sont tout à fait en désaccord avec les leçons de la physiologie. Organes offensifs ou défensifs chez quelques descendants de cannibales, les dents sont pour la plupart de nos bambins d'une utilisation universelle. Qu'on les emploie pour mâcher le papier tout à l'heure transformé en boulette ou fixant au plafond quelque pantin découpé, passe encore, si l'on veut ; les dents ne s'abîment pas à ce travail, mais il est avéré dès longtemps, qu'aucun porte-plume ne saurait prêter son concours à un écolier avant d'avoir été consciencieusement mâché par son propriétaire. Aucune corde ne saurait être dénouée, sans que les dents, les canines surtout soient réquisitionnées. Le casse-noix est une invention ridiculeusement inutile puisque chaque individu en possède un de chaque côté de ses mâchoires — et. si l'on ne s'en servait pas de ces instruments naturels, comment ouvrirait-on les noisettes qu'on a ramassées sur le bord du chemin de l'école pour mieux les déguster en classe, pendant que le maitre racontera ses sornettes sur Charlemagne ou tentera d'éclaircir les mystères de la table de Pythagore ? Et le fil, avec quoi nos fillettes le couperont-elles ? Les ciseaux « à bouts ronds » sont hors d'usage, parce qu'on s'en sert pour tailler les crayons, ou couper du réglisse ! Et ainsi de suite. Les dents sont si utiles, si puissantes, qu'elles serviront à tenir des paris ; on pliera du plomb, du fer, des pièces de monnaie quand on sera grand ; et les tout petits qui mangent tout, utiliseront leurs quenottes à croquer le charbon qui leur tombera sous la main ou à dévorer le talon de leur soulier, bien plus utile dans la bouche qu'au pied...

Voilà pour les mauvaises habitudes ; voilà des causes de fractures partielles, suffisantes pour faire le chemin de la carie dentaire, pour attaquer progressivement l'intégrité de la dent.

Les imprudences sont celles que l'on commet en ne surveillant pas suffisamment les aliments, en soumettant à une mastication impuissante des petits os inclus dans un peu de viande, des petits cailloux oubliés dans les lentilles ou les pois cassés, des grains de plombs égarés dans le râble d'un lièvre, etc.

Le résultat est le même que dans le cas précédent, mais plus rapide et plus sûr, et c'est là une cause fréquente des fractures dentaires, notamment des fractures verticales ; c'est aussi ce qui explique que ces fractures sont très souvent rencontrées au niveau des molaires où la mastication atteint son maximum d'intensité et de puissance. Et n'avions-nous pas raison de vous dire au début de cette leçon que toutes ces causes de destruction dentaire étaient évitables ? Nous reviendrons sur les remèdes dans une prochaine leçon : mais déjà ne sont-ils pas faciles à entrevoir ?

Voilà donc comment s'abîment les dents, comment elles s'usent. Car d'usure vraie, il n'en existe pas.

Quand les dents s'usent, c'est que l'organisme est malade.

C'est qu'il est en présence d'une diathèse rébarbative, l'arthritisme ; et encore l'usure des dents par l'usage est-elle un phénomène exceptionnel, en tous les cas qui ne se rencontre jamais chez les sujets de l'âge de ceux à qui est destiné cet ouvrage : si chez eux, les dents s'usent c'est par la racine pour laisser la place aux dents définitives que nous voudrions leur conserver — et qui, elles, ne s'usent pas.

Les causes intrinsèques d'altération des dents sont multiples ; elles sont représentées par toutes les maladies infectieuses qui, en affaissant l'organisme, diminuent évidemment la résistance de toutes les parties constituantes facilitent par conséquent l'invasion de nouvelles maladies et de nouveaux microbes. Ces maladies infectieuses changent la nature des secrétions ; la salive alcaline est bonne pour les dents. funeste aux bactéries ; acide, c'est l'inverse. En un mot la pathogémie est toujours la même. La règle est immuable que la nature a tracée : *s'il faut que les dents soient en bon état pour que l'organisme soit sain et fort, il faut également que l'organisme ne soit pas trop affaibli et débilité pour que les dents, par elles-mêmes puissent demeurer en bon état.*

Mais ce que la nature n'a pas dit et ce que nous nous efforçons de vous faire comprendre, c'est qu'il est beaucoup plus facile d'aider la nature au niveau des dents qu'au niveau de n'importe quel organe et que leur intégrité dépend de nous, presque exclusivement de nos soins et de notre hygiène.

Jusqu'à maintenant nous avons passé sous silence la plus redoutable des maladies dentaires. la carie qui est bien véritablement la maladie des dents, toutes celles que nous venons d'énumérer ne jouant guère que le rôle de causes adjuvantes de cette terrible affection.

NOTE. — Les fissures de l'émail sont la cause la plus fréquente de la pénétration de la carie dentaire, fissures dues soit à une violence extérieure, soit à un changement brusque de température dans la bouche ; c'est ce qui explique leur fréquence dans le Cantal, où les habitants ont l'habitude de manger des pommes de terre très chaudes, et, immédiatement après de boire de l'eau très froide.

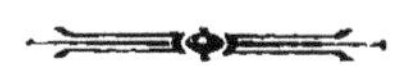

ONZIÈME LEÇON

LA CARIE DENTAIRE

« Delenda Carthago ! » disait le vieux Caton à la fin de chacun de ses discours, quelque sujet qu'il traitât : « Il faut détruire Carthage ! ». Dans la même forme, la carie dentaire pourrait recevoir comme devise un « Delenda dentitio ! » — la denture doit être détruite.

Comme nous le verrons plus tard, son évolution naturelle n'a pas d'autre aboutissant que la destruction de tout l'appareil dentaire. C'est contre elle que doivent tendre tous nos efforts ; c'est elle la vraie maladie des dents ; c'est contre elle que nous avons rédigé ces leçons.

Qu'est-ce donc que cette affection ?

« La carie dentaire est une maladie caractérisée par le ramollissement et la destruction progressive des tissus durs de la dent ; elle procède constamment de l'extérieur à l'intérieur ; creuse dans la couronne des cavités de plus en plus profondes qui rejoignent tôt ou tard la chambre pulpaire, détruit peu à peu la totalité de la couronne et finit même par envahir les racines ». (Redier).

Pesez bien les termes de cette définition : c'est une maladie qui vient du dehors — par conséquent évitable dans une très large mesure ; ayant pour résultat la destruction de la dent : la suppression totale d'un organe dont nous vous avons montré l'utilité incontestable et le rôle prépondérant. Nous ne voulons pas fatiguer votre attention en vous expliquant les causes, la marche de la carie ; mais il est de toute nécessité que vous connaissiez quelques éléments que nous allons vous exposer maintenant.

Deux ordres de causes doivent être distingués dans l'étiologie de la carie dentaire : causes extrinsèques, causes intrinsèques. Les premières ne tiennent pas à la dent elle-même ; ce sont « les conditions que favorisent la transformation en réaction acide de la réaction normalement alcaline de la salive et le développement des germes pathogènes ». (Friteau). Dans le premier groupe nous placerons le régime alimentaire, les affections inflammatoires des muqueuses et les affections générales (grossesse) ; dans le second groupe viennent en première ligne la vigilance des soins de la bouche et la présence des dents déjà cariées dans la bouche.

« Les causes intrinsèques dépendent de la dent elle-même, de ce que Galippe et Redier appellent son *coëfficient de résistance*. Ce coëfficient varie suivant les influences multiples, parmi lesquelles il faut faire entrer l'influence de la race et de l'hérédité qui donnent à l'organe sa forme, sa structure et sa composition chimique, l'influence de l'âge, du sexe (grossesse) ; du siège (la carie atteint surtout les dents supérieures (proportion de 2 à trois) et plutôt le côté gauche que le côté droit) ; l'influence des accidents postérieurs à l'éruption dentaire. Revenons un peu sur ces divers points (1).

L'influence de l'hérédité n'est pas discutable ; il y a des familles où les dents sont bonnes de père en fils ; d'autres où elles sont mauvaises ; d'une façon générale on peut dire que **les tempéraments lymphatiques prédisposent aux mauvaises dents tandis que les tempéraments sanguins ont des dents plus blanches.**

L'influence de la race n'est pas douteuse non plus ; nous en avons déjà parlé. Nous vous avons également montré l'influence des anomalies et l'on peut expliquer la symétrie si fréquemment observée dans le siège des caries par ce fait que les dents symétriques se développant en même temps ont subi les mêmes altérations pendant l'évolution du follicule — altérations causées par un vice de position sur le maxillaire des dents temporaires ou — dans le maxillaire — des germes des dents permanentes.

Au point de vue qui nous intéresse, il est très important de noter que la carie diminue de fréquence au fur et à mesure que l'individu augmente en âge : c'est chez les enfants, chez les adolescents que l'on compte le plus de caries ; dans la vieillesse, la carie ne s'étend pas, le

---

(1) Nous sommes tenus dans une leçon élémentaire d'aller vite dans l'exposition des facteurs étiologiques de la carie. Cette question est de grande importance. Nous reproduisons ci-contre le tableau synoptique dressé par le Dr Frey et Mlle Frey pour le Congrès dentaire de 1900.

TABLEAU SYNOPTIQUE DE L'ÉTIOLOGIE DE LA CARIE DENTAIRE

I. CAUSES PRÉDISPOSANTES . . (Étude du Terrain)	1° Causes prédisposantes... générales	*A)* Age - Tous les âges dès la 3e année pour les dents de lait. Pour dents permamentes, âge adulte plus prédisposé que la vieillesse (Loi Galippe).
		B) Sexe - Plus fréquente chez les femmes (dans la proportion de 3 à 2).
		C) Constitution - Affaiblie par : Accidents intra+utérins, croissances, rachitisme, maladies aiguës, syphilis héréditaire.
		D) Hérédité - Très importante. Race Caucasique a de moins bonnes dents que race nègre et même que race mongole. Race celtique a de meilleurs dents que race Kimrique.
	2° Causes prédisposantes... locales	*A)* Imperfections de structure congénitale.
		a) superficielles : 1. Sillons noirâtres. 2. Dépressions d'émail. 3. Absence d'émail. 4. Tubercules supplémentaires. 5. Erosions. 6. Fissures intercuspidilaires de Zsigmondy.
		b) profondes.... : 1. Espaces interglobulaires de Czermak. 2. Distribution anormale de la densité et odontone.
		B) Lieux d'élection.
		a) Sur les dents en général. Dents supérieures plus fréquemment atteintes que les inférieures dans le rapport de 3 à 2 sauf pour 1e et 2e grosses molaires inférieures.
		b) sur une dent en particulier. Anfractuosités, interstices, collet.
		C) Chimisme salivaire. C'est dans la constitution des liquides buccaux qu'il faut rechercher le facteur favorable ou hostile à la production des plaques gélatineuses.

TABLEAU SYNOPTIQUE DE L'ÉTIOLOGIE DE LA CARIE DENTAIRE

II. CAUSES OCCASIONNELLES . . (Ouvrent porte d'entrée aux microbes de la carie)	*A)* Fissures, traumatismes.	
	B) Usure pathologique.	
	C) Subluxation, résorption alvéolaire (cément exposé à l'action des acides buccaux).	
	D) Gingivo-stomatites......	Collets exposés.
	E) Calculs sériques.	
	F) Agents chimiques	*a)* Ceux qui altèrent l'ensemble des tissus dentaires uniformément (acides lactique, butyrique, malique, cidre, acide carbonique, sucres par leurs produits de fermentation) ; substances albuminoïdes par leurs produits de putréfaction (acide butyrique, valérique, etc.).
		b) Ceux qui désorganisent spécialement l'émail : alun, acide oxalique, oxalates, acides.
		c) Ceux qui agissent spécialement et exclusivement sur l'ivoire et le cément : acide acétique, acide tartrique, tartrates acides, tannin.
	G) Fermentation	Acides sous l'influence de certains microbes de la bouche ; Mycoderma aceti (fermentation acétique) ; Bacillus lacticus f. lactique) ; Bacillus amytobacter (f. butyrique) ; Microbes de Vignal : sur 19 espèces isolées, 9 produisent la fermentation lactique. Bacillus acidi lactici de Hueppe, — peut-être aussi de Miller ; bacillus butyricus de Prazmovski. Micro-organismes de Willams dont les touffes décalcifient l'émail.
III. CAUSES EFFICIENTES. . . .	Microbes dits de la carie....	Underwood et Miles en 1881 ; microbes de Galippe et Vignal, microbes de Miller (a. B. &. d. E,) bacillus dentalis viridans. Microbes de Choquet. Microbes de Goadby. Bacillus necrodentalis. Bacillus furvus. Bacillus plexiformis. Leptothrix. Aucune des espèces microbiennes décrites jusqu'à présent n'a une spécificité absolument nette.

coëfficient de résistance des tissus dentaires augmentant proportionnellement avec l'âge. (Par coëfficient de résistance, il faut entendre le rapport de la masse des matières organiques à la masse des matières inorganiques, entrant dans la constitution de la dent. $\left(\frac{\text{Inorganiques}}{\text{organiques}}\right)$. Le rapport des matières minérales augmente progressivement avec l'âge pour devenir très voisin de l'unité chez le vieillard où la calcification de l'ivoire atteint son maximum).

Ce rapport peut venir au cours de la vie ; c'est ce qui explique l'influence que le sexe semble jouer sur la fréquence de la carie dentaire, les femmes y étant plus sujettes que les hommes ; pendant la grossesse, le nombre des matières minérales diminue, la résistance des dents devient moins considérable et la carie s'installe plus facilement.

De même cette notion du coëfficient de résistance permet de comprendre que tous les états généraux (surmenage physique ou intellectuel, maladies aiguës ou chroniques) se traduisant par une déchéance de l'organisme, les dents n'échappent pas à cette loi, d'où la fréquence des caries au moment de la puberté, des pyrexies, des examens, etc.

Toutes les causes que nous venons d'énumérer ne jouent au demeurant qu'un rôle prédisposant. Il faut les signaler pour les connaître ; elles nous montrent que chez les individus présentant le terrain ci-dessus décrit, les précautions devront être d'autant plus minutieuses, l'intervention plus précoce. Les véritables causes de la carie dentaire sont les causes intrinsèques. Avec Friteau, nous remarquons que **tant que la bouche conserve**

sa réaction alcaline normale, les caries dentaires s'y développent avec peine. Dès que le milieu buccal devient acide, dès que les milieux microbiens y deviennent tro p abondants, les caries prolifèrent.

D'où possibilité de diviser les causes intrinsèques en deux groupes : *a*) conditions susceptibles d'acidifier le milieu buccal et *b*) conditions favorables au développement des fermentations dans la bouche.

Dans le premier groupe, nous mettrons en première ligne le régime alimentaire qui joue un rôle prépondérant dans l'acidification du milieu buccal, soit directement, soit indirectement et après fermentation. Directement agissent le cidre, le vinaigre, le jus de citron, les pommes, les groseilles, les tomates ; indirectement, après fermentation, sont coupables des aliments azotés (albumines, fibrine, caséine) ou non azotés tels que les sucres et les gommes, qui subissent la tranformation lactique.

A côté du régime alimentaire, viennent se ranger certaines médications dont l'abus entraîne également l'acidification du milieu salivaire : ce sont les collutoires acides ou à l'alun, les pastilles à base de sucre, les sirops, le lait, les cures de raisins, etc., Enfin au cours des maladies fébriles, si fréquentes dans l'enfance, au cours de la scarlatine, de la fièvre typhoïde, de la rougeole, etc., on voit se déposer sur les dents un enduit fuligineux, et ces maladies sont fréquemment accompagnées de caries des dents (1).

---

(1) Chez les diabétiques, on observe également de nombreuses caries dentaires ; la cause en est due à leur salive qui renferme du sucre, ce dernier subissant dans la bouche la transformation lactique.

Grâce à ces caries, voici le milieu buccal d'alcalin devenu acide ; les microbes de la bouche vont se trouver à l'aise. Ils se divisent dès lors en trois groupes ayant chacun son attribution différente et spéciale. Le premier c'est le groupe des *bacilles acidificateurs* qui vont de nouveau augmenter l'acidité du milieu buccal et continuer le travail qu'ils ont commencé à la faveur du régime alimentaire.

L'alcool se transforme en *acide* acétique sous l'influence du *mycoderma aceti.*

Le sucre se transforme en *acide* lactique sous l'action du *bacillus lacticus.*

Puis les matières anylacées, les substances albuminoïdes, le sucre et l'acide lactique se transforment en *acide* butyrique, sous l'influence du *bacillus amylobacter.* Ces causes occasionnelles intrinsèques de tout à l'heure deviennent causes adjuvantes, viennent augmenter la rapidité du travail de décalcification de l'émail.

Un second groupe de microbes est constitué par les microbes chronogènes qui vont donner à la dent en son point lésé une coloration particulière et complexe. Enfin un troisième groupe est représenté par les microbes chargés de liquéfier la denture, qui n'entrent en action que quand les bacilles acidificateurs auront fait leur œuvre en leur ouvrant la porte. Voilà donc l'armée ennemie constituée. Que va-t-il se passer ?

En un point de l'émail d'une dent, au fond d'un sillon, au niveau d'une fissure de l'émail, à l'occasion d'un traumatisme, qui a ouvert à cet endroit la cuticule de Nasmyth, le liquide acide pénètre avec de nombreux microbes. Lentement, très lentement, car l'émail est très résistant, les prismes calcaires adamatins se laissent attaquer et se décalcifient. Il se forme une petite tache colorée qui augmente progressivement d'épaisseur, mais non d'étendue. Finalement les microbes ont traversé la couche d'émail ; ils arrivent à la dentine, autrement vulnérable et fragile ; dès lors le travail va être beaucoup plus rapide.

Les acidificateurs continuent leur rôle néfaste ; les liquéfacteurs entrent en action ; en peu de temps, ils creusent dans l'ivoire une petite chambre sphérique dont le plafond est constitué par l'émail. La désagrégation de celui-ci continuant, ce plafond ne tarde pas à crouler sous un effort de mastication et voilà la cavité, devenue hémisphérique en communication avec le milieu buccal.

L'alimentation ne vas pas manquer aux sinistres travailleurs. La cavité renferme des détritus d'aliments, de la dentine ramollie, des prismes d'émail, des débris d'ivoire, des cellules de la muqueuse de la bouche, des globules blancs, des globules de graisse et enfin des microbes de toute nature en quantité considérable. La cavité est toujours d'ailleurs bien plus grande qu'elle ne paraît, limitée qu'elle semble tant par son contenu que par les masses ramollies qui en forment les parois et qui en sont en réalité parties constituantes.

L'organe dentaire, attaqué dans ses œuvres vives, se défend tant qu'il le peut contre l'invasion. En effet, si on examine une dent, arrivée à ce stade, au microscope, on constate que l'ivoire aux environs de la cavité n'a pas le même aspect qu'aux autres endroits de la dent. Il existe une véritable zone blanche de défense ayant la forme d'un cône à base extérieure répondant à l'endroit atteint.

Les canalicules de l'ivoire se bouchent de dentine secondaire, comme les assiégés d'une ville barreraient toutes les routes qui aboutissent à cette ville. Parfois la victoire reste à la dent, car celle-ci se défend jusqu'au bout. Quand il n'y a plus de canalicules à remplir parce que l'ennemi s'est approché trop de la pulpe, celle-ci se rétracte progressivement et la dentine secondaire se dépose par couches concentriques à la place qui lui a été laissée. Alors les bacilles semblent battre en retraite et les caries s'arrêtent dans leur évolution ; ce sont les *caries sèches*. Mais le plus souvent la défense est vaine ; la zone est franchie, toute la couche d'ivoire est traversée : l'infection arrive à la pulpe, à travers un petit pertuis qui fait que l'ensemble des deux cavités ressemble approximativement à un 8 de chiffre.

Alors la pulpe est attaquée à son tour ; elle secrète de petits nodules calcaires pour s'opposer encore à l'invasion, mais inutilement ; sous l'action des bacilles, elle se putréfie rapidement ; la mortification gagne les canaux radiculaires et les filaments qu'ils renferment, tandis que la carie agrandit la cavité primitive, que s'écroulent les murailles d'émail, que la couronne s'anéantit progressivement et fatalement.

De nouveaux bacilles viennent collaborer à la destruction de la pulpe (bacterium termo). Par les canaux radiculaires, qu'elle tend à détruire, l'infection peut gagner l'articulation et donner lieu à des complications que nous n'envisageons pas ici, mais que nous étudierons dans une prochaine leçon.

Un mot pour fixer les idées que nous venons d'exposer : la carie de l'émail est dite du 1er degré.

Celle de l'ivoire est dite du 2e degré.

Celle qui arrive à la pulpe est la carie pénétrante.

Quand la carie pénétrante a ouvert la chambre pulpaire sans infecter encore la pulpe, on a la carie du 3e degré. Quand la mortification de la pulpe a commencé on a la carie du 4e degré. Il n'y a pas, il ne peut pas y avoir, de limite précise entre ces deux derniers stades.

Si vous nous avez bien suivi au cours de cette leçon un peu aride, mais nécessaire, vous devez comprendre, mes amis, ce que c'est que la carie dentaire. Vous apprendrez à la redouter quand vous saurez comment elle se manifeste fonctionnellement et quand vous connaîtrez ses conséquences immédiates et lointaines.

La carie, chez les animaux domestiques, est beaucoup plus rare que chez l'homme. Comme chez ces derniers, on constate la carie dentaire, surtout chez le chien, quelquefois chez le cheval, et à peu près jamais chez les autres animaux.

Cependant chez certains animaux de ménagerie, comme l'éléphant, le kangourou de Bennet, on a vu une maladie des alvéoles s'accompagnant de mortification des dents. que l'on a constatée être causée par un microbe spécial, mais dont la cause principale est toujours l'absence de mastication.

DOUZIÈME LEÇON

LES CONSÉQUENCES DE LA CARIE DENTAIRE

La carie s'installe insidieusement dans la bouche ; aucun symptôme ne permet de prévoir son apparition et c'est ce qui constitue le danger de cette redoutable maladie.

Il y a déjà plus ou moins longtemps qu'un régime alimentaire défectueux a compromis la réaction du milieu buccal, longtemps aussi que de mauvaises habitudes ont porté atteinte à l'intégrité de la cuticule de Nasmyth et de l'émail qu'elle recouvre et protège. Un beau jour en regardant rire un enfant de cinq ou six ans on aperçoit par hasard une petite tache au niveau de l'une de ses dents. On l'examine alors et l'on constate qu'en un point limité de l'émail d'une dent, il y a un changement de coloration de la substance ; c'est sur une molaire un point noir ou brunâtre dissimulé au fond d'un sillon, d'une anfractuosité de l'émail ; c'est au niveau des dents antérieures, une tache jaune ou blanche située sur les confins d'un interstice, parfois aussi près du collet, à la hauteur de la gencive. La surface en est lisse encore et une plume ou un stylet promenée sur cette tache ne découvre pas de cavité. Ou bien la plume se trouve sur une surface rugueuse, mais encore résistante.

L'enfant se laisse toucher la dent sans se plaindre, car il n'en souffre pas.

C'est tout à fait fortuitement que l'on découvre cette carie.

Ainsi que nous l'avons dit dans la précédente leçon, la carie est constituée, la dent irrémédiablement frappée et condamnée si l'on n'intervient pas.

Mais on a bien le temps !

L'absence de symptômes fonctionnels, l'insignifiance de la lésion, sa marche tellement lente qu'elle paraît nulle, toutes ces constatations font s'endormir la vigilance ; l'esprit des parents et du maître s'attarde dans une tranquillité coupable.

Le plus souvent d'ailleurs l'ignorance du danger vient apporter une mauvaise excuse à tant de négligence ; plus souvent encore, on n'a pas constaté la lésion, car il ne viendra à l'idée de personne d'aller examiner une bouche et une denture sans que l'enfant s'en soit plaint.

Et pourtant l'ennemi est dans la place, qui creuse ses galeries, poursuit son travail destructeur de la couche d'émail, se forant un chemin vers les parties vives de la dent, plus facilement vulnérables ..

Quelques mois plus tard, l'enfant se plaint...

Brusquement en mâchant un morceau de pain il a rencontré une douleur plus ou moins vive aussitôt disparue. Plus souvent à chaque mouvement de mastication, une douleur légère se fait sentir au niveau d'une dent donnée.

Ou bien, c'est en buvant un liquide trop chaud ou trop froid que la douleur est affreuse...

Elle ne dure que quelques instants, mais suffit pour que dorénavant l'enfant n'utilise plus cette vilaine dent qui lui fait mal chaque fois qu'il s'en sert. Il se met à mâcher « de l'autre côté » et ce n'est que par inadvertance qu'il réveillera la douleur qui le prévient de son affection.

Voyons cette dent : la gencive est saine, la coloration de la dent est normale ; mais la tache qui se trouvait sur la face trituante de la molaire s'est agrandie, ou mieux elle a fait place à un trou. Les parois de ce trou sont foncées, brunes ou noirâtres.

La cavité est remplie d'un magma noirâtre également. Si avec le manche d'un porte plume, nous frappons sur la dent, c'est également comme si nous ne faisions rien ; mais si nous touchons la cavité, nous réveillons une douleur plus ou moins intense.

Vidons cette cavité si nous voulons nous rendre compte de son contenu ; nous y trouvons des aliments plus ou moins corrompus, d'où odeur désagréable ; puis il y a un tas de petites saletés nageant dans un liquide louche : ce sont nos débris d'émail et d'ivoire.

Enfin, nous arrivons sur les parois ; elles s'effritent sous l'instrument ; elles sont constituées par de la dentine ramollie, à odeur fadasse, rappelant celle de la sciure d'ivoire d'hippopotame. Ne poursuivons pas cette exploration qui deviendrait trop douloureuse et renvoyons l'enfant à ses jeux ou a ses devoirs.

Qu'est-ce que nous pourrions bien faire à cette dent qui n'est pas assez malade pour qu'on l'enlève et qui d'ailleurs n'apporte pas un trouble apparent dans la vie du sujet qui la porte ?

Pourtant certains aliments vinaigrés, épicés, l'irritent plus longtemps que le froid ou la chaleur. Mais bast ! on verra bien plus tard.

Cependant les jours passent ; plusieurs semaines, ou plusieurs mois s'écoulent. La dent n'est pas utilisée, la cavité s'agrandit ; son contenu devient de plus en plus abondant et fétide. Au bout d'un certain temps, il est difficile de l'explorer sans réveiller de vives douleurs, surtout en un point particulier et très limité. Seul, l'enfant fait pénétrer dans sa dent tout ce qui lui passe sous la main, porte-plume, allumette, aiguille, épingle à cheveu, tige de céréale, etc., pour la débarrasser de son contenu. Ainsi il y porte de nouveaux microbes ; les autres ne sont donc pas assez nombreux ?

Il est d'ailleurs incité à cette fatigue par un agacement presque permanent qu'il ressent au niveau de cette dent.

D'autres fois, il tente avec sa langue un effort de succion dans la cavité, et produit ainsi ce bruit sec et harmonieux que l'on entend malheureusement trop souvent dans tous les milieux où l'étiquette, le savoir-vivre et la simple politesse n'ont jamais pu faire comprendre leurs lois...

La rage de dents

Mais un beau jour, soit que par inattention, l'enfant ait mâché sur sa dent malade, soit qu'il l'ait trop profondément taquinée avec son bout d'allumette, soit qu'il ait fait un effort de succion trop énergique, on entend un grand cri et voilà notre bébé tout en pleurs. Il porte ses mains à sa joue, se lève sur un pied, puis sur l'autre, trépigne, prend toutes les positions possibles pendant que des cris de souffrance s'échappent de ses lèvres tremblantes, et que des vraies larmes de douleur inondent son visage empreint d'épouvante : il est comme stupéfié par l'intensité de ce mal horrible et toute sa pensée semble absente de son regard plein d'angoisse et de terreur.

La rage de dents est déclarée. La mère veut le prendre, il la repousse et pendant un espace variable de temps — un siècle — la scène continue ; après les cris se sont des plaintes de plus en plus faibles ; l'enfant secoué de sanglots encore, laisse tomber sa main de sa petite joue toute rouge et progressivement tout rentre dans l'ordre et le calme. Pendant longtemps encore, notre petit malade évite de parler, de faire un mouvement. Puis, il essuie ses larmes, la salive qui s'est épanchée hors de sa bouche et le voilà tranquille jusqu'à la prochaine fois. Car hélas ! la rage de dents reviendra à la moindre occasion, sera réveillée comme tout à l'heure, par une cause futile, dans toute son intensité et dans toute son atroce cruauté.

D'autres fois, les accidents ne sont pas aussi soudains ; le sujet éprouve une douleur progressive pendant plusieurs jours ; la douleur est gravative, lancinante ; elle est réveillée par la mastication, par un simple mouvement de tête, de haut en bas, par la chaleur du lit, etc. Elle est intolérable par son intensité et sa continuité ; le malheureux perd le sommeil, l'appétit, reste dans l'attente cruelle d'une exacerbation de la souffrance...

Que s'est-il passé ? C'est maintenant le moment d'y aller voir. Tout à l'heure on n'aurait pas pu faire ouvrir la bouche de l'enfant ; maintenant il se prêtera plus facilement à notre examen. En premier lieu, il est presque inutile de demander au malade de quelle dent il souffre ; la douleur occupe la moitié de la face ; elle s'est propagée dans l'oreille, dans le cou, dans l'articulation temporo-maxillaire, et bien souvent il indiquera une tout autre dent que celle qui est la véritable source de sa souffrance.

S'il y a plusieurs organes malades, nous allons être embarrassés ; supposons qu'il n'y ait qu'une dent cariée et voyons ce qui peut être constaté.

La gencive est rouge, injectée ; la dent est de coloration normale ; parfois elle a perdu un peu de sa transparence ; mais aux environs de la cavité, elle est noirâtre ; de la cavité elle-même, il n'y a rien à dire ; elle a l'aspect que nous avons décrit tout à l'heure. Ses dimensions sont plus ou moins considérables et d'ailleurs nullement en rapport avec l'intensité des phénomènes fonctionnels. Avec un peu de coton au bout d'une pince, débarrassons-la des débris qu'elle renferme. Il faut être très prudent dans cette exploration, car le moindre choc pourra réveiller la crise. Au bout d'un certain temps nous découvrons, en un point de cette cavité, une petite masse rose vif ou rouge, tranchant par sa coloration sur la teinte uniformément noirâtre et sale des parois de la cavité.

Abstenons-nous surtout de toucher à cette masse : ce serait réveiller chez notre malade des douleurs inutiles et intolérables.

Nous sommes en présence de la pulpe dentaire : la carie a traversé la dentine dans toute son épaisseur et a ouvert la chambre pulpaire. Les douleurs si violentes accusées par l'enfant ont été causées par l'engagement d'une partie de la pulpe dans la cavité cariée ; la pulpe s'est trouvée étranglée dans le mince pertuis qui fait communiquer la chambre pulpaire et la cavité cariée. Ou bien les douleurs gravatives qui se sont produites ont été dues à la congestion de la pulpe sous l'action de l'inflammation et de l'infection dont elle est devenue le siège. Dans le premier cas, il y a eu, en termes dentaires, pulpite aiguë, dans le second, pulpite subaiguë.

Pendant un temps plus ou moins long, les douleurs continueront, tant parce que la pulpe pourra être touchée, s'engager ensuite dans le pertuis qui la sépare de la cavité cariée que parce qu'elle se trouve à l'étroit maintenant, l'infection ayant pour résultat de lui donner un volume supérieur à son volume normal.

En outre, tous ces agents extérieurs dont l'action a pour effet de congestionner cet organe, réveilleront les douleurs : froid, chaud, acides, traumatismes, succion, etc. La situation restera la même jusqu'au moment, où la porte de communication s'étant élargie, la chambre pulpaire et la cavité ne feront plus qu'un, jusqu'au moment surtout où la mortification de la pulpe s'effectuera. Au fur et à mesure que cette mortification augmente, les phénomènes fonctionnels diminuent ; la carie avance progressivement, comme une taupe creuse sa galerie en renvoyant derrière elle les débris qu'elle arrache au terrain qui s'offre à son mouvement en avant. La pulpe entièrement détruite, la douleur disparaîtra. L'infection pénètre les canaux radiculaires. Pendant ce temps, la couronne s'effondre par morceaux et le réceptacle à débris et à microbes se nivelle progressivement. Les racines se séparent les unes des autres et de l'organe noble d'autrefois, il ne reste plus que des parcelles, des débris mutilés et dangereux, des chicots.

Inutiles, ces débris le sont évidemment, et il y a longtemps que la dent dont ils sont les vestiges est elle-même inutile. Dangereux, ils le sont aussi, car le processus ne s'arrête pas là ; laissons de côté pour le moment la question de contagion nous y reviendrons plus tard.

Un beau matin, l'enfant arrive à l'école avec une joue plus grosse que l'autre ; l'une d'elles a enflé pendant la nuit. Et le malade « a une chique », une fluxion. Cette fluxion ne fait que s'accroître. Il est impossible d'ouvrir la bouche d'où s'exhale une haleine fétide. La peau est tendue, luisante, la figure toute déformée. L'enflure s'étend vers le cou dont elle paralyse les mouvements, ou bien elle gagne les parties supérieures de la face, suivant la localisation de la dent malade. L'œil du côté correspondant disparaît sous la tuméfaction des paupières, le sillon qui réunit l'aile du nez à la commissure de la bouche disparaît, le nez s'élargit. La joue est chaude, douloureuse ; la dent est elle-même le siège de douleurs variables dans leur intensité. Elle semble s'être allongée et gêne l'occlusion des deux mâchoires.

Au bout de quelques jours, dans les cas favorables, la fluxion diminue en même temps qu'une tuméfaction circonscrite apparaît sur la gencive au niveau ou dans le voisinage de la dent malade. Cette tuméfaction rouge, puis blanchâtre, s'ouvre et laisse couler un pus fétide et épais.

Mais cette évolution ne va pas sans douleur, et celles-ci sont d'autant plus aiguës, lancinantes et prolongées que l'abcès s'est formé plus profondément, qu'au lieu de se localiser sous la gencive, il s'est constitué sous le périoste, contre l'os maxillaire.

Quand cet abcès s'ouvre, il suppure interminablement, il se forme entre son lieu d'élection et l'extérieur un canal, un conduit de suppuration, qui n'a aucune tendance à la cicatrisation et qui constitue une fistule, Encore bien heureux si celle-ci s'est ouverte dans la bouche et si le pus ne s'est pas frayé une route vers l'extérieur à travers les parties molles environnantes, pour aller se répandre à l'extérieur, à la peau, parfois très loin du siège de l'abcès qui lui donne naissance.

Cet accident — la fluxion suivie d'abcès — est très fréquent. Voici comment il s'est produit. L'infection par l'intermédiaire des canaux radiculaires a gagné l'articulation alvéolo-dentaire, très fragile comme toutes les articulations. Ou bien le conduit radiculaire s'est trouvé bouché pour une cause quelconque et les produits septiques n'ont pu s'évacuer vers la bouche. Dès lors ils se sont frayé un chemin vers l'extrémité de la racine et ont envahi l'articulation.

Celle-ci réagit à sa manière et l'arthrite est constituée. Elle se traduit par de la gêne dans la mastication, de l'agacement au niveau de la dent malade, agacement, douleur vague et sourde qui disparaît qaund le sujet serre les dents.

L'organe malade subit une sorte d'allongement — qui n'est qu'apparent — parce qu'il est repoussé de l'alvéole et, si la dent est encore assez volumineuse ce mouvement gêne l'occlusion des mâchoires.

A la suite d'un refroidissement, tout naturellement à la suite de la plénitude de l'articulation alvéole dentaire, des troubles de réaction se produisent dans les tissus voisins. Le tissus cellulaire est infiltré de sérosité et voici la fluxion. Celle-ci, si elle reste suffisamment circonscrite le résorbe en un abcès qui évolue à son tour comme nous l'avons indiqué tout à l'heure.

La fluxion et l'abcès dentaire sont des phénomènes à répétition et cela se conçoit ; la même cause engendre toujours les mêmes effets et l'arthrite alvéolo-dentaire n'a aucune tendance à la guérison tant que subsiste la cause qui l'a engendrée.

Imaginons en outre que la fistule s'obstrue soit d'elle-même, soit à la suite d'une intervention maladroite : le pus, ne pouvant plus s'écouler au dehors, s'accumule dans la poche de l'abcès qui se reforme à son tour, jusqu'à ce que la pression devenant trop forte, la poche se vide à nouveau soit par le même chemin, soit, ce qui n'est pas rare, par un autre ou plusieurs autres canaux.

Ainsi nous avons suivi l'évolution de la carie dentaire depuis le moment où elle a fait son apparition dans la cavité buccale, jusqu'à l'heure où elle a détruit l'organe en totalité. Et, volontairement, nous avons simplifié notre exposition : nous n'avons étudié que le cas le plus fréquent par sa marche régulière et normale, et nous avons supposé qu'il n'y avait qu'une dent malade dans la bouche de notre enfant — ce qui est tout à fait exceptionnel, un pareil processus n'évoluant pas sans compromettre successivement la santé de plusieurs organes.

Volontairement aussi, nous ne nous occuperons pas des complications plus graves et malheureusement trop fréquentes que la carie amène avec elle : les phlegmons circonscrits ou diffus.

les sinusites si rebelles

la nécrose des maxlllaires etc , ne nous arrêteront pas. Ils nous entraîneraient dans des développements beaucoup trop considérables et trop techniques. Nous ne voulons attirer votre attention que sur cette marche normale de la carie dentaire, marche inéluctable, fatale.

Et certes, si vous cherchez dans vos souvenirs, à chacune des étapes que nous avons décrites, correspond un cas que vous avez vu, une heure que vous avez peut-être vécue. Mais peut-être ne voyez-vous pas encore les conséquences incalculables de la maladie à laquelle nous voulons vous initier, contre laquelle nous voulons vous mettre en garde.

Nous allons vous les montrer maintenant. Auparavant méditez bien ces deux dernières leçons ; elles vous montreront que nous n'exagérons rien, que notre exposition est conforme à la réalité, que notre raisonnement est sain et juste.

TREIZIÈME LEÇON

LES CONSÉQUENCES DE LA CARIE DENTAIRE

On peut diviser les effets et conséquences de la carie dentaire en deux grands groupes, suivant la date à laquelle ils se font sentir :
effets immédiats.
effets lointains ou à distance,
la maladie devant être considérée à la fois comme une affection locale et comme étant la source d'affections générales qu'elle engendre directement ou indirectement.

Naturellement ces conséquences varient suivant le stade où l'on étudie la maladie.

La carie dentaire du Ier degré n'est que disgracieuse et n'influe pas sur la santé générale. Elle est également facile à guérir.

C'est à sa recherche que nous conseillerons plus tard de procéder avec le plus grand soin, car en la combattant on évitera la propagation de la maladie. En outre, elle est un guide précieux pour le médecin.

Pourquoi cette carie est-elle apparue ?

Nous le savons, c'est parce que le milieu de la bouche est acide.

Pourquoi le milieu buccal est-il devenu acide ?

Il faut rechercher la cause de ce changement de réaction, car il est l'indice d'une modification de l'état général ; il y aura lieu de changer le régime alimentaire, de faire quelques recommandations, de prévoir l'éclosion prochaine de maladies infectieuses, de pyrexies.

C'est, entre parenthèses, la négligeance de la recherche de ces symptômes de la première heure qui justifie cette parole du Dr Héricourt :

« *Le médecin ne voit que des maladies qui finissent* » (1).

Mais le service que la carie dentaire peut rendre à cette période par sa seule présence ne pèse pas à côté des désordres qu'elle provoquera dans la suite.

---

(1) « Les étapes des maladies, intéressantes pour le malade comme pour le médecin, au point de vue d'une pratique efficace, ce sont leurs premières phases, celles qui en constituent la zone maniable.

Une maladie installée, franchement déclarée, c'est toujours la troisième étape de la maladie. Celle-ci, en effet, a toujours passé par une première phase, correspondant à l'attaque de l'organisme par le mal ; et par une seconde phase, de durée plus ou moins longue, correspondant à la compensation des fonctions troublées et à la réaction indicatrice de cet organisme.

C'est pendant ces périodes que l'organisme a surtout besoin d'être aidé dans sa lutte, et que des prescriptions hygiéniques ou thérapeutiques élémentaires ont chance de lui apporter le secours capable de lui assurer une défense efficace ; car l'expérience prouve que c'est souvent par le manque de ressources très banales que l'organisme succombe... »

J. HÉRICOURT,
Les Frontières de la maladie, p. 256.

En effet, dès que l'émail a été franchi, dès que l'ivoire est atteint, que le 2e degré est constitué, la dent attaquée devient impropre à tout usage.

Puisque la mastication devient douloureuse, elle ne se produit plus de ce côté et le malade évitera par tous les moyens possibles un contact quelconque des aliments et de l'organe atteint.

Mais ce n'est pas seulement cette dent qui devient inutile, c'est aussi son antagoniste, la dent du maxillaire opposé.

S'il s'agit de la dent de six ans supérieure, les premières et deuxième molaires inférieures seront inutilisées : le moyen de mastiquer sur une demi-dent ? Et chacune de ces deux dents ne s'articule-t-elie pas avec notre dent malade ? Puisque la deuxième molaire inférieure ne seit plus, la deuxième molaire supérieure est réduite à l'inaction et ainsi de suite. C'est donc bien la suppression fonctionnelle de la moitié de la mâchoire.

Par conséquent c'est la suppression de la mastication. Considérée au point de vue dentaire, la mastication joue certainement un rôle important : elle débarrasse les sur faces dentaires des accumulations microbiennes qui s'y trouvent, de l'enduit fulgineux qui peut s'y déposer ; elle effectue une sorte de nettoyage mécanique des organes qu'elle utilise.

Voici qu'elle ne se produit plus : le tartre a toute liberté pour se déposer, les bacilles sont tranquilles et rien ne vient entraver leur développement — non plus d'ailleurs que celui de la cavité cariée.

Cette cavité forme un foyer de contagion d'où vont partir des colonies microbiennes ; celles-ci se fixent dans une fissure de dent voisine : crac ! nouvelle carie, nouvelle unité compromise.

Bien mieux, il est facile de remarquer que, très souvent, dans une bouche malade, les dents homologues sont fréquemment atteintes : si par exemple la première molaire inférieure droite est cariée, la première molaire inférieure gauche ne tardera pas à le devenir. Il y a là un phénomène sympathique assez complexe et qui peut s'expliquer de deux façons ; ou bien il y a une question de nerfs : un des filets du nerf maxillaire inférieur étant impressionné par l'infection, le filet homologue, par l'intermédiaire du noyau du trijumeau est impressionné également et son action diminuée place la dent en état de moindre résistance.

Ou bien, et c'est notre avis, les deux dents homologues ayant évolué ensemble, les deux follicules ont simultanément ressenti les mêmes influences ; les deux dents sont plus identiques entre elles, plus exactement composées des mêmes éléments, subissent les mêmes transformations et sont susceptibles des mêmes affections au même moment. Quelque explication que l'on en donne, le fait existe — et méritait d'être rappelé. —

Voilà donc une seconde dent malade, et celle-ci est située de l'autre côté de la mâchoire : voilà donc la mastication complètement compromise sinon entravée. Elle sera de plus en plus insuffisante au fur et à mesure que plus d'organes seront atteints.

Or, la marche de la carie est progressive; si on ne l'entrave pas par des moyens thérapeutiques énergiques et précoces, elle ne peut que progresser indéfiniment ; elle n'a qu'une terminaison : la destruction totale de la denture et il n'y a aucune raison pour qu'elle s'arrête en chemin.

Il est exceptionnel de ne trouver qu'une dent cariée dans une bouche malade : il y en a toujours plusieurs atteintes à des degrés divers. La suppression des dents, c'est la suppression de la mastication et nous en connaissons les conséquences (voir leçon VIII).

Si nous avons laissé une carie progresser, à un moment donné, la couronne dentaire est détruite en partie ; les arêtes de ce qui reste sont très tranchantes et la muqueuse des joues ou de la langue s'en aperçoit à ses dépens ; il se produit des plaies superficielles, mais comme l'instrument qui les a causées est infecté, ces plaies se changent rapidement en ulcération très douloureuses et profondes.

Ces ulcérations sont rebelles à tout traitement pour cette bonne raison qu'elles sont continuellement reproduites et entretenues par la mauvaise dent toujours en place.

Outre qu'elle augmentent encore le degré d'infection buccale, elles ouvrent une porte d'entrée aux affections les plus diverses ; elles constituent un terrain propice pour les microbes de graves maladies telles que la tuberculose.

Enfin plus tard, elles deviendront le lieu d'élection des épithéliomas ou cancers, si redoutables par leur marche douloureuse et rapide et par leur terminaison toujours mortelle.

Mais n'allons pas si loin : est-ce bien amusant de souffrir ?

De ne pouvoir prendre son alimentation sans avoir à s'entourer de précautions constantes pour ne pas réveiller une douleur toujours pénible ?

Aucun animal ne supporterait un pareil supplice ; il chercherait à se débarrasser de son mal et, si son instinct s'élevait à la hauteur de notre intelligence, il saurait bien profiter des modes de traitement qui sont à notre disposition.

Mais l'homme est ainsi fait qu'il pousse la négligence, la paresse, jusqu'à souffrir sans chercher à se soulager. N'avons-nous pas tous connu des personnes qui ont souffert des dents toute leur vie ? Et comment les jugera un homme sain d'esprit ? Que de courage dépensé pour souffrir stoïquement qui eût pu être mieux employé à tout autre chose !

S'il n'y avait que la souffrance ! Mais l'esthétique ? Combien de jolies femmes ont de mauvaises dents ? Combien qui plaisent tant qu'elles gardent les lèvres closes et qui désenchantent dès qu'elles ouvrent la bouche, tant par le spectacle que présentent leurs arcades dentaires que par la fétidité de leur haleine ?

Tous les beaux spécimens des races humaines ont de belles dents ; elles font partie intégrante de l'expression du visage. Voyez la différence totale d'aspect que présentent deux portraits de deux personnes du même âge l'une privée de ses dents, l'autre les possédant. Une dent absente entraîne un méplat de la joue ou de la lèvre et la symétrie, sans laquelle aucun visage n'est parfait, est rompue et cela d'autant plus que plus d'organes sont absents.

Toujours quand on a voulu célébrer une beauté, les dents ont joué un grand rôle et tous les poètes les ont chantées.

Quelques-uns même ont, dans leur enthousiasme, employé des comparaisons qui déconcertent, mais qui ne manquent pas d'originalité. Nous en citerons les deux exemples suivants dont la lecture rompra la monotonie de notre exposition :

« *O que vous êtes belle, ma bien-aimée ! O que vous êtes belle !... Vos dents sont comme des troupeaux de brebis tondues qui sont montées du lavoir et qui portent toutes un double fruit, sans qu'il y en ait de stériles parmi elles !* »

(*Cantique des Cantiques* de Salomon).

« *Ses doigts étaient comme des brins d'herbe nouvelle et blanche,*
Sa peau blanche comme un parfum matérialisé.
Son cou comme une blanche corolle,
Ses dents alignées comme des graines de melon. »

Portrait de la princesse Chwang-Kiang
(VII I. a. J. C.). Traduit du chinois
par de Brandt.

Passons sur les autres conséquences immédiates de la carie ; ne parlons pas de l'écoulement de la salive pendant l'élocution, les dents absentes ne pouvant plus la retenir.

Ne disons qu'un mot du défaut de prononciation plus ou moins grotesque qu'entraîne chez l'enfant l'avulsion d'une dent et aussi sa destruction par la carie dentaire.

Parlerons-nous des gens qui, sentant leur élocution gênée par l'absence des dents antérieures, poussent leurs sons de telle façon que ceux-ci s'échappent accompagnés d'une rosée qui n'a rien de bienfaisant pour l'interlocuteur : il n'y a rien de désagréable comme de recevoir des « postillons » et le plus malheureux est celui qui les envoie sans s'en apercevoir.

Nous vous avons montré les complications qui peuvent survenir à la suite de l'apparition sur une de vos dents de la petite tache noirâtre que vous connaissez. Ces complications en augmentant la gravité de la carie dentaire en augmentent encore les conséquences puisqu'elles s'attaquent au voisinage.

Les abcès à répétition provoquent la nécrose, la mortification du maxillaire.

L'inflammation des canaux radiculaires provoque la formation de petits kystes à l'extrémité des racines, ranime la vitalité de débris d'épithélium dans le voisinage et la production — par ces débris de kystes — importants, nécessitant parfois de véritables opérations (débris épithéliarix paradentaires de Malassez).

Si le pus fuse dans le sinus maxillaire, (cette grande cavité ménagée dans l'os maxillaire supérieur), ce sont de nouvelles maladies qui sont à craindre, sinusite maxillaire, sinusite frontale, s'accompagnant de douleurs aiguëes, de troubles de la vue, exigeant des interventions multiples et souvent non couronnées de succès.

Une irritation prolongée des fibres nerveuses aboutissant aux dents provoque des accidents encore plus graves : il semble que l'infection dentaire provoque une véritable névrite du nerf sensitif. Cette névrite peut se transmettre au nerf dans toute sa longueur. On a alors la névralgie faciale ou tic douloureux de la face, maladie inguérissable encore de nos jours.

Voyez cette pauvre femme : elle ne peut entendre le moindre bruit, ni ressentir le moindre choc. Les murs sont capitonnés chez elle pour que le silence le plus absolu l'entoure ; jamais elle ne sort et nul ne va la voir, car elle s'isole le plus possible. Une émotion quelconque, une sensation visuelle ou auditive trop vive, qui serait à peine perceptible pour nous, réveille la crise de douleurs épouvantables que la malheureuse redoute tant. Ces douleurs occupent toute la sphère du trijumeau et s'accompagnent de vives contractions de la moitié correspondante de la face. Il faut les croire bien terribles car les malades ne reculent devant aucun traitement pour essayer de se débarrasser de cette infirmité : ils se font sectionner le trijumeau ; ils se laissent retirer le ganglion de Gasser au cours d'une opération excessivement grave et pleine de risques — souvent malheureusement pour n'obtenir qu'un soulagement momentané de quelques mois, de quelques semaines, de quelques jours... Et les voilà condamnés au silence, à la solitude, à la douleur ou à la morphine qui ne soulage qu'en tuant. Cette névrite a des degrés divers est plus fréquente qu'on ne se l'imagine : on l'aurait évitée si dès le jeune âge, on avait soigné ses dents et fait traiter la ou les dents dont l'infection lui a donné naissance.

Enfin, pour en terminer avec les complications de voisinage, rappellerons-nous que la simple fluxion dentaire peut être mortelle ? Le cas se présente lorsque l'origine de la fluxion est une dent antérieure, surtout lorsque l'on a une fluxion de la lèvre supérieure, les veines des lèvres communiquent en effet avec la veine faciale, par son intermédiaire avec le système veineux intracrânien (sinus) où peut se propager une phlébite d'origine labiale, d'où mort rapide ou consécutivement à une méningite aiguë (1).

---

(1) Les accidents du même ordre possible ont été réunis par Redier dans le tableau suivant :

Troubles de la sensibilité générale	Névralgies. Paralysies de la sensibilité.
Troubles de la motilité	Spasmes et contractions. Paralysies de la motilité.
Troubles dans la secrétion glandulaire	Hypérémie ou acrinie des glandes lacrymales et salivaires.
Troubles vaso-moteurs.. ..	Infection et rougeur de la conjonctive ou de la face. Anémies localisées.
Troubles de la sensibilité spéciale	De la vue. De l'odorat. De l'ouïe.

« Ce qu'il faut retenir, c'est qu'une carie pénétrante peut provoquer par irritation d'un filet dentaire et par propagation à une ou plusieurs branches du trijumeau des lésions à distance très variable. . Un conseil pratique découle de ce qui précède : en cas d'affection oculaire, de spasme, de névralgie de cause mal déterminée, ne pas négliger dans le diagnostic étiologique la recherche d'une maladie dentaire : dans certains cas une carie pénétrante pourra être incriminée dans la production d'une conjonctivite, d'une kératite, d'un iritis, d'un tic douloureux, etc. » (Godon et Friteau).

Les complications lointaines sont celles qui sont dues d'une part au défaut de mastication, d'autre part à l'expansion dans l'organisme des toxines secrétées par les microbes de la bouche. Nous connaissons les premières : les secondes dérivent de l'infection du tube digestif à tous ses étages. Les colonies microbiennes se multiplient dans l'intestin, donnant naissance à des fermentations d'ordres divers ; le chimisme gastrique et intestinal se trouve compromis et les réactions altérées. A la fatigue mécanique des organes de la digestion vient se joindre leur irritation, l'inflammation de la muqueuse, l'hyperacidité des milieux normalement alcalins (intestin, où la bile et le suc intestinal neutralisent normalement la masse alimentaire venue de l'estomac). L'assimilation se fait par suite d'une façon défectueuse. Les toxines sont en outre absorbées et répandues dans le torrent sanguin, exerçant leur action sur l'organisme qu'elles dépriment.

Pour vous donner un exemple des dangers de l'hygiène dentaire négligée, nous vous décrirons l'observation suivante, qui montre, avec la gravité des conséquences, l'efficacité du remède :

Cas de complications consécutives à des caries infectées

En mai 1913, se présente à mon cabinet un ingénieur russe de trente-cinq ans, M. M... Il paraît impotent, au point qu'il ne peut marcher ni s'asseoir sans de grandes difficultés.

Toutes ses dents sont cariées, sauf les incisives et les canines du bas.

Le patient ne présente les traces d'aucune tare. Il est issu de parents sains, mais dés son jeune âge a souffert de nombreuses caries. Etant étudiant, il a fait donner à Moscou quelques soins à ses dents.

Il a dû ensuite partir pour les mines du Caucase, où ses dents se sont cariées d'autant plus profondément que notre sujet ne pouvait leur faire donner, en l'absence de tout praticien, aucun soin efficace.

Cependant, des abcès répétés l'obligèrent à aller consulter un dentiste à Moscou. Il subit une hâtive extraction dentaire et reprit aussitôt le train. En route, une hémorragie rebelle se déclara. Elle fut traitée par des moyens de fortune : de la ouate imprégnée de perchlorure de fer.

Cependant, d'autres dents infectées ne tardèrent pas à manifester du côté du périoste et M. M... incapable de tout travail, s'en vint à Paris consulter un de nos émiments chirurgiens. Celui-ci incisa un abcès au niveau de la dent de sagesse inférieure gauche. Consécutivement il se produisit une septico-pyohémie très grave donnant lieu à un plegmon diffus cervico-facial qui fut opéré. Ceci se passait en juillet 1912. En août, le cas se compliquait d'une pleurésie séreuse purulente, nécessitant une opération.

En septembre, il fit de la périnéphrite suppurée avec abscès du rein gauche — on pratiqua l'opération et la néphrectomie. Un adéno-plegmon iliaque gauche suivit — il fut incisé — alors se déclara une phlébite grave du membre inférieur gauche.

En décembre 1912, le malade est envoyé à Nice et confié aux soins du docteur Schmid.

Il arrive mourant, l'état général très grave, l'analyse donnant un gramme d'urée dans le sang, sept grammes d'urée à chaque rein.

Le rein gauche opéré continue à suppurer, la néphrectomie est impossible à cause de l'urémie menaçante. Fin décembre, survient un abcès profond de la cuisse gauche, opéré également.

Il est suivi d'un adéno-phlegmon poplité gauche, qui subit l'incision et de multiples abcès sous-cutanés disséminés au bras, au dos, au membre inférieur droit.

L'examen bactériologique de ces différentes suppurations a montré, au début, du staphylocoque doré pur (1), au milieu de la maladie du tétragène pur et dans les derniers abcès de nouveau du staphylocoque seul. Les différentes suppurations ont été en s'atténuant sous l'influence du traitement général, de la cure d'air et de l'héliothérapie.

Dans le courant de mai, des soins dentaires complets purent être pratiqués dans notre cabinet, qui, tout en assainissant la bouche, permirent une mastication parfaite.

Dans le courant de juin 1913, le malade recommençait à marcher.

En juillet 1913, il est parti pour la Russie presque rétabli, ayant bénéficié d'une augmentation de poids égale à vingt-deux kilogrammes.

---

(1) Un des microbes spécifiques de la carie dentaire.

Ainsi, voilà un sujet qui ne demandait qu'à être un colosse (ce qui le prouve, c'est que son frère, que le Dr Schmid a eu l'occasion de voir, était de très robuste constitution, un géant à la musculature puissante, au tempérament vigoureux) et par la faute de soins dentaires négligés dans son jeune âge, le malade a passé par les phases graves des complications de la carie.

Tout jeune, il n'a pu s'alimenter convenablement, car ses dents douloureuses l'obligeaient à avaler tout entier. Au lieu de se développer comme son frère, il est resté chétif et son tempérament, las de lutter contre une perpétuelle infection, s'est laissé vaincre un jour. Sans les soins éclairés dont il a été l'objet, c'en était fait de ce sujet, qui cependant ne portait les traces d'aucune tare scrofuleuse ou arthritique, ni d'aucune intoxication alcoolique ou autre.

A l'occasion de l'affaiblissement général de l'organisme, les maladies se développent aisément et telle circonstance dont un tempérament sain se soucierait peu devient fatale à un corps débilité et en mauvais état de défense. Car en même temps qu'une réceptivité très grande pour les germes, ce dernier n'offre aucune résistance. Pour lui, une affection bénigne sera grave. Et ce raisonnement permet de comprendre comment tel enfant résistera à une maladie très sérieuse tandis qu'un autre sera fauché à la moindre atteinte.

Enfin une dernière donnée doit être signalée, tant elle est grosse de conséquence : qui ne connaît ces tuméfactions qui se développent sur les parties latérales du cou chez les jeunes sujets et les adolescents? Il se constitue parfois une chaîne qui, partant de la région située derrière l'oreille peut descendre jusqu'à la dépression qui se trouve derrière la clavicule. Dans le peuple, on appelle ces tuméfactions des *glandes*. En réalité ce sont les ganglions lymphatiques gonflés, dilatés, subissant une fonte purulente sous l'action du bacille de la tuberculose ; c'est l'installation, dans l'organisme, de cette terrible maladie.

La porte d'entrée du bacille de Kock a été longtemps recherchée et ignorée. Il est prouvé maintenant que, si l'adénite tuberculeuse peut reconnaître d'autres causes, une d'elles réside — et non la moins importante — dans la carie dentaire du 4e degré.

Par l'intermédiaire des canaux radiculaires infectés, le bacille de la tuberculose pénètre jusqu'à l'articulation alvéolo-dentaire ; là il est pris par les lymphatiques et transporté jusqu'aux ganglions qui l'arrêtent comme c'est leur rôle de barrières dressées contre l'infection.

Lentement la résistance du premier ganglion est vaincue — résistance qu'il paye de sa vie, — un autre se prend et ainsi de suite. Or cette infection c'est le danger, c'est l'opération au moins, fatale et précoce si l'on veut éviter toutes les conséquences de la phtisie, c'est la cicatrice déformante, hideuse, la tare indébile, le fer rouge appliqué sur l'épaule des anciens forçats.

Voilà, enfants, ce qu'il faut que vous sachiez ; voilà, maîtres, ce qu'il faut dire, parce que c'est la vérité. Criez aux familles et à l'entourage ; voilà le danger qu'il faut signaler, et l'on vous écoutera peut-être parce que, de ce danger-là, on en a peur (1).

Nous aurons terminé cette leçon quand nous aurons dit que la carie dentaire, suivant en cela l'exemple des autres infections, n'est pas seulement contagieuse d'organe à organe, mais d'individu à individu, qu'il peut y avoir de véritables épidémies de carie dentaire. Ceci est principalement à redouter dans les écoles où les enfants ne peuvent avoir rien de personnel, où les jouets, les porte-plumes, les sucres d'orge, les bonbons et les tablettes de chocolats passent de bouche en bouche et, avec eux, les colonies microbiennes déposées par l'un des bébés — ou par plusieurs. De même la carie dentaire comme toutes les maladies infectieuses peut se transmettre dans un baiser donné de lèvres à lèvres — et ce baiser-là, n'est-ce pas celui des enfants, celui qu'ils échangent entre-eux, celui qu'ils donnent et rendent à leurs parents inconscients de leur communiquer, dans une caresse, la maladie et peut-être la mort ? !

---

(1) Dans les cas où l'infection ne se fait pas directement par inoculation du bacille de Kock, elle se fait, et c'est très fréquent par contre-coup : « l'adénite tuberculeuse a été précédée d'une adénite simple plus ou moins ancienne ; l'inflammation banale a préparé le terrain sur lequel se sont développés les bacilles de Kock ; selon le mot de Verneuil, elle a « fait le lit » de la tuberculose. Ainsi une *Carie dentaire,* un eczéma impétygmeux du cuir chevelu... ont entraîné dans les ganglions régionaux une tuméfaction inflammatoire : c'est un lieu de moindre résistance où s'abat le bacille souvent présent ; il agit souvent en qualité de microbe primitivement pathogène, du moins à titre de facteur secondaire, introduit à la surface de ces diverses lésions qui constituent les attributs classiques de l'ancienne scrofule ». (Collet, Pathologie externe, I, 444).

QUATORZIÈME LEÇON

COMMENT ON SE DÉFEND CONTRE LES MALADIES DES DENTS

La bouche est saine : ce qu'il ne faut pas faire

Vous connaissez maintenant les dangers qui menacent votre denture, et les conséquences qu'entraînent après elles les maladies des dents.

Pour éviter les unes et les autres, il y a deux méthodes ; il faut d'abord ne pas prédisposer l'organe dentaire aux diverses affections que nous vous avons décrites.

Il faut ensuite prendre toutes les précautions nécessaires pour éviter l'invasion de la carie, pour aider la nature, suppléer aux imperfections qu'elle a pu laisser en vous par l'intermédiaire de l'hérédité de race ou de famille.

Supposons donc que nous avons affaire à un enfant dont la bouche est encore saine et suivons-le dans sa croissance pour déterminer les écueils qu'il faut écarter de sa route.

Le voici tout jeune, à l'âge où il va « faire ses dents». Voulez-vous éviter ces accidents dont nous avons parlé ?

Rien de plus simple.

Conseillons aux mamans de tenir la bouche de leur bébé dans un état de propreté absolue.

Le lait, nourriture journalière des enfants, est sujet à une fermentation rapide, et il suffit d'un peu de lait demeuré dans la bouche pour que la réaction alcaline de la salive se trouve modifiée, pour créer un milieu favorable au développement et à la pullulation des microbes.

Ceux-ci profiteront d'une éraillure de la muqueuse gingivale pour se fixer, pour donner naissance à une inflammation qui se réveillera douloureuse, au moment de l'éruption dentaire, et donnera lieu aux accidents que nous connaissons. Il ne s'agit pas évidemment de brosse, de savon et autres ingrédients.

Quelques mesures hygiéniques suffisent :

Veiller à ce que le sein auquel l'enfant se suspend soit propre et le mamelon bien nettoyé après chaque tétée.

Si l'enfant est allaité au biberon, non seulement utiliser le biberon sur tube (le seul dont la vente soit autorisée d'ailleurs), non seulement tenir le flacon absolument propre, et *faire bouillir* la tétine pendant un quart d'heure une fois par jour, mais encore avoir soin de nettoyer cette tétine, de la retourner avant de la faire bouillir, de la conserver dans de l'eau *bouillie*, placée elle-même dans un récipient propre, couvert, et *renouvellée* tous les jours.

Ainsi on évitera le dépôt à la surface du caoutchouc des poussières de l'air, si nuisibles parce que si chargées de bactéries. La tétée terminée, quoi de plus simple que d'essuyer soigneusement les lèvres du bébé ?

Une excellente habitude — recommandée par beaucoup de médecins — consiste à faire prendre à l'enfant après chaque tétée une cueillerée à café d'eau de Vals, qui nettoie la bouche tout en facilitant la digestion. Et dans les moments difficiles, il est bon aussi de passer sur les gencives et sur la langue un petit tampon de coton trempé dans une eau alcaline comme l'eau de Vichy ou plus simplement dans une solution de bi-carbonate de soude.

Mais voici l'éruption en cours ; c'est le moment de redoubler de précaution. Machinalement l'enfant cherche à mordre tout ce qui lui tombe sous la main ; tout petit, il ne peut le faire, mais la mère court au-devant de son désir. Rejetez bien loin ce hochet, cet anneau d'ivoire, ce bout de caoutchouc, ce bâton de guimauve que vous avez tendance à introduire dans cette petite bouche (1) ; vous la souillez par ce système, vous l'exposez à toutes les infections ; écartez également l'usage des élixirs calmants appliqués avec le doigt.

Quoi que vous fassiez votre doigt ne sera jamais propre ; à peine nettoyé, les glandes sudoripares excrètent

---

(1) Il ne faut donc pas employer le moyen que J. J. Rousseau préconise dans l'Emile : « Il importe que les enfants s'accoutument d'abord à mâcher ; c'est le vrai moyen de faciliter l'éruption des dents ; et quand ils commencent d'avaler, les sucs salivaires mêlés avec les alcalins en facilitent la digestion.

Je leur ferois donc mâcher d'abord des fruits secs, des croûtes. Je leur donnerois pour jouet de petits bâtons de pain dur ou des biscuits semblables au pain du Piémont, qu'on appelle dans le pays des *grisses*. A force de ramollir ce pain dans leur bouche, ils en avaleront enfin quelque peu : leurs dents se trouveroient sorties... » — Pourquoi ? C'est ce que l'auteur ne dit pas.....

de nouveau en reportant à la surface de l'épiderme tous les germes qui ont pénétré dans leur canal d'excrétion. Et les élixirs eux-mêmes ! Combien en avons-nous vu de flacons débouchés, traînant dans les armoires ou sur les étagères, revêtus d'un manteau de poussière attestant la vénération et le respect dont ils sont l'objet et qu'ils endossent d'autant plus facilement qu'un léger enduit sirupeux retient les particules qui viennent à leur contact.

Ou si vous tenez à employer ces mixtures soi-disant calmantes, si vous croyez que le sirop Lorenbarre, pour excellente qu'en soit la préparation, activera l'éruption dentaire en calmant les souffrances, utilisez un pinceau bien propre pour le porter au niveau des gencives intéressées ; ainsi vous ne courez pas de risques.

Ayez bien soin de reboucher le flacon ensuite — avec son bouchon — et non avec un morceau de papier de journal roulé en tampon en attendant qu'on ait retrouvé le véritable obturateur qui a disparu sous un meuble quelconque et que l'on remplacera demain, après l'avoir retrouvé et seulement essuyé sur le devant de son tablier d'un geste inconscient et rapide...

Savez-vous, mamans qui nous écoutez, comment nous faisons quand nous avons des enfants qui souffrent au moment de la percée des dents ?

Nous prenons une allumette, une vulgaire allumette en bois ; autour de l'extrêmité non soufrée, nous plaçons un petit morceau de coton hydrophile bien propre, sans l'entourer avec nos doigts sales et ne fixant que la partie la plus rapprochée du centre de l'allumette. Nous trempons le petit pinceau ainsi formé dans de la teinture d'iode pure ; nous en touchons les gencives matin et soir. Au bout de deux jours nous n'avons plus de douleurs dentaires et si l'on fait cette opération systématiquement chaque matin pendant un mois avant la date présumée de l'éclosion dentaire, on ne constate jamais d'accident. Voilà. (Il faut avoir bien soin de jeter le pinceau chaque fois).

Evitez aussi de placer votre doigt entre les lèvres de votre bébé ou de lui donner la mauvaise habitude de sucer son pouce ; c'est anti-hygiénique, c'est dangereux et enfin on arrive ainsi à provoquer des malformations dentaires, les dents antérieures ayant tendance sous cette action à se dévier à faire saillie en dehors, ce qui compromet la bonne articulation future.

De même ne vous extasiez pas sur le spectacle amusant de votre bébé mangeant un de ses souliers : sa santé s'en trouvera fort bien et les avantages qu'il en tirera sont bien plus considérables que la satisfaction tout à fait passagère qu'il pourrait éprouver en se livrant à cette funeste habitude.

Ces précautions doivent être d'autant plus rigoureuses que l'enfant avance en âge, car il devient nécessairement de plus en plus insupportable et difficile à surveiller.

Le voici à 3 ans : c'est l'âge où peut commencer à apparaître la carie dentaire qui aura beau jeu sur les organes frêles qui tentent son avidité.

Pour éviter son établissement cette année-là et les années suivantes, les précautions sont toujours les mêmes : conserver normale la réaction du milieu buccal, ne pas laisser prendre de mauvaises habitudes ; les bonnes sont aussi faciles à inculquer. Par conséquent surveiller en premier lieu la mastication, puis le régime alimentaire : ne pas permettre à l'enfant de manger des fruits verts, ne pas le laisser manger des bonbons acidulés, abuser du sucre et de toutes les gâteries dont il est si friand. Il ne s'agit pas de le priver de tout ce qui est bon — sans cela les mamans se récrieraient — mais il faut éviter l'abus généralisé des sucreries.

Voyez ce bébé manger une tablette de chocolat ; il est barbouillé comme un barbet ; ses petites mains sont recouvertes d'un liquide marron que tout à l'heure, il recueillera avidemment avec toutes les poussières qu'il aura fixées. Ce n'est pas parce que bébé mange qu'il ne joue pas, au contraire ; de temps à autre la tablette est posée sur le plancher ; une poupée échevelée, l'amour du chérubin, la remplace entre ses mains, couverte de poussière, de sable ou de boue ; ou bien l'enfant a seulement achevé la moitié de son goûter lorsqu'il devient absolument indispensable que le seau se remplisse de terre et soit retourné. Voilà le pâté achevé...

L'enfant l'écrase de son pied et va chercher son goûter égaré quelque part ; et les petites mains sales, la tablette souillée, tout cela retourne sur les lèvres roses, y portant sucre et microbes.

Mieux encore, c'est l'heure de la soupe et naturellement le petit trésor n'en veut pas entendre parler, malgré la belle inscription qui s'étale en bas de sa serviette. Alors c'est une comédie toujours la même — et toujours charmante d'ailleurs. Il faut que la maman ou la nourrice goûte à chaque cueillerée : « Oh ! le beau toutou ! Qu'il est bon ! ». Et bébé mange en riant. « Tiens ! un petit oiseau ! ». La maman goûte et bébé saute sur le petit oiseau, etc. La scène recommence avec le « coco » et ainsi de suite.

Souvent aussi ceux qui sont chargés d'alimenter l'enfant ne mettent la cuiller à leur bouche que pour mettre la soupe à la température voulue ou mieux pour s'assurer qu'elle n'est pas trop chaude. Nous avons vu bien souvent une bonne d'enfants, ayant préparé la bouteille d'un nourrisson, suivant les règles, flacon, tétine, lait bouilli, faire quelques aspirations à même le biberon pour juger de son degré de chaleur et le transporter ensuite incontinent dans la bouche de l'enfant. Adieu, hygiène, adieu précautions superflues !

Autre mauvaise habitude que nous avons déjà signalée : les enfants embrassent toujours sur la bouche.

Il y a des pays où ce moyen de se témoigner une sympathie réciproque est en usage (certaines contrées de la Russie). Il en est d'autres aussi où il est d'extrême bon ton de se cracher mutuellement dans la cavité buccale lorsque l'on se rencontre (Chine). Nous aimons mieux la bonne poignée de mains française ou le rude shake-hand anglais. Mais, il faut bien le dire, en France, les mères de famille élèvent à ce point de vue leurs enfants comme de petits sauvages ; en admettant que l'action d'embrasser soit absolument indispensable à la manifestation des sentiments — nous ne faisons pas partie de la Ligue contre le baiser — il est également évident qu'il est on ne peut plus ridicule d'habituer les bébés à tendre leurs lèvres au premier venu, qu'il soit homme femme ou enfant. Il est criminel de leur communiquer nos microbes sous forme de caresse ; c'est par la bouche que se font la plupart des inoculations ; c'est par la bouche que les infections pénètrent dans l'organisme. Echangeons tout ce que nous voudrons, nos maladies entre nous, mais ne la donnons pas à nos petits enfants.

Signaler toutes ces fautes d'hygiène, c'est en indiquer le remède et nous ne nous attarderons pas plus longtemps. Terminons cette première partie en conjurant les mères de prendre les quelques précautions que nous avons indiquées ; elles doivent comprendre que s'il est déjà ridicule d'apprendre aux enfants à mal parler, de s'esbaudir, de se réjouir devant leur zézaiement et leur tendance instinctive à estropier tous les mots, il est coupable de leur apprendre à mal vivre et de compromettre leur santé.

...Bébé est devenu un petit homme ; il a cinq ans ; le voilà parti à l'école avec une gibecière en bandoulière et à la main un petit panier renfermant les provisions de la journée. C'est ici que le rôle de l'instituteur ou de l'institutrice va commencer ; il sera facile, si l'enfant a déjà de bonnes habitudes ; il sera lourd et ingrat, mais combien fécond et utile, si l'écolier n'a aucune notion de ce qu'il ne faut pas faire.

A cet âge, il ne s'agit pas d'expliquer aux enfants les pourquoi et les comment des règles d'hygiène ; il faut les leur faire appliquer tout simplement. Elles sont encore contenues dans ce que nous avons dit précédemment. Mais ici la surveillance est difficile ; la communauté d'existence incite à la communauté des biens et le premier soin du maître sera de veiller à ce que chaque enfant conserve strictement et par devers lui les objets qui lui sont personnels, depuis sa casquette jusqu'à ses aliments.

S'il est nécessaire de procéder à une répartition des provisions apportées par les enfants pour compléter la portion d'un déshérité, que ce partage se fasse avant le goûter pour qu'il n'y ait plus d'échanges au cours de cette importante opération ; que l'heure de la collation soit précédée d'un lavage de mains et suivie du même travail ; enfin que cette heure ne soit pas employée à autre chose et qu'aucun enfant ne soit autorisé à emporter en récréation un relief de pain ou de chocolat.

Laissez vos porte-plumes sur la table lorsque vous ne vous en servez pas. Considérez, écoliers, que votre bouche ne doit vous servir qu'à parler et à manger — et que vous ne devez y introduire rien d'autre que des aliments et encore des aliments susceptibles d'être mâchés. Les pierres vous serviront à briser vos noisettes ; les chiens vous débarrasseront des os que vous romprez inutilement puisque vous n'y trouverez aucun élément nutritif.

Respectez votre bouche et votre denture, car ainsi vous respecterez votre santé et votre vie. Ecoutez les conseils, les explications que vos maîtres ne manqueront pas de vous donner quand l'heure en sera venue, c'est-à-dire quand vous serez à même de les écouter et de les comprendre (1),

Et puis, pour en finir, suivez aussi ces deux recommandations : Quand un fragment d'aliment s'est installé entre deux de vos dents et que la langue n'a pu les déloger de sa fâcheuse situation, n'essayez pas de le déloger avec un instrument métallique quelconque, plume ou épingle. Outre que vous risquez de blesser votre gencive, d'enfoncer plus avant la parcelle alimentaire et de créer ainsi une plaie infectée et douloureuse, vous portez atteinte à l'intégrité de vos dents et préparez une porte d'entrée aux microbes de la carie en faisant des éraillures en désagrégant la substance de revêtement de vos organes dentaires.

Utilisez un morceau de bois taillé en pointe que votre maître vous préparera et grâce auquel vous vous débarrasserez du corps étranger qui vous gêne sans courir le risque de vous blesser.

En second lieu ne mangez pas vos ongles : l'onycho-

(1) Pour répondre à une demande qui a été souvent formulée nous tenons à dire que le tabac n'a aucune action sur les dents : il peut colorer — non pas la dent — mais le tartre. Il ne nuit aux dents que par l'intermédiaire des appareils employés à l'utiliser, pipes, fume-cigares et fume-cigarettes, qui, tenus entre les arcades dentaires et toujours au même point de ces arcades, peuvent arriver à user l'émail à leur lieu d'élection. Au contraire il semblerait que l'usage de la chique s'oppose au développement de la carie dentaire. Cela ne veut pas dire qu'il faut chiquer pour se défendre contre les maladies des dents, l'usage, et surtout l'abus du tabac, ayant des conséquences graves par ailleurs pour la santé générale de l'organisme.

phagie — c'est le nom de cette mauvaise habitude — est un signe de dégénérescence et vous ne voudrez pas que l'on dise en voyant vos doigts aplatis et renflés à l'extrémité en baguettes de tambour, que vous êtes un dégénéré, c'est-à-dire un être taré, au-dessous des autres, occupant dans l'échelle humaine, un échelon inférieur à celui sur lequel sont juchés vos petits camarades ?

Les ongles n'ont aucune valeur alimentaire et cette habitude constitue un vice inutile. En outre elle est dangereuse pour vos dents, qui s'usent au contact d'une matière nécessairement dure et vulnérable ; pour votre santé, car les ongles recueillent le maximum de poussière et de colonies microbiennes et que, même en admettant que vous les soignez, ce qui n'est pas probable, vous vous intoxiquerez lentement et sûrement.

Arrivé au terme de cette leçon, nous nous apercevons que nous avons écrit un chapitre d'hygiène générale autant que d'hygiène spéciale : c'est ce qui nous prouve que l'une et l'autre sont indissolublement liées ; tous les préceptes ci-dessus sont à observer si l'on veut conserver la santé générale de nos enfants et n'importe quel hygiéniste médecin y souscrirait volontiers. N'est-ce pas la meilleure démonstration de l'excellence de notre thèse que les soins de la bouche doivent occuper une place prépondérante dans l'esprit des hygiénistes, dans celui des maîtres et des familles ? Mais, maintenant que nous avons montré ce qu'il ne fallait pas faire, si l'on veut conserver intacte une mâchoire saine, voyons ce qu'il faut faire pour la mettre à l'abri de la maladie toujours possible.

QUINZIÈME LEÇON

COMMENT ON SE DÉFEND CONTRE LES MALADIES DES DENTS

La bouche est saine : les soins qu'il faut lui donner

> « L'hygiène buccale vise exclusivement la conservation de l'intégrité des différents organes renfermés dans cette cavité, par conséquent la prévention de toutes leurs maladies ou déchéances prématurées. Il est donc indispensable de ne jamais perdre de vue les causes morbides et les influences pathogènes dont l'action peut s'exercer de ce côté... Nous savons quelles sont les causes déterminantes, comment et à quelle époque elles agissent et il est possible d'intervenir en temps et lieu. L'intervention à longue échéance, se produisant non pas lorsque le mal existe et qu'il faut le limiter ou le guérir, mais quand les organes sont encore relativement sains, est du ressort exclusif de l'hygiène. Elle a pour but d'écarter ou de combattre toutes les influences nocives dont les effets ne manqueront pas de se produire à un moment donné ».
>
> (Viau, Formulaire, 1904, p. 252-53).

Il ne suffit pas de prendre des précautions pour garder dans son intégrité l'appareil buccal.

Nous savons qu'il existe un certain nombre de causes prédisposantes à la carie, clef de voûte de toute la pathologie dentaire, et contre elles directement nous sommes à peu près désarmés.

Nous ne pouvons — et notre devoir est de le faire — que contrebalancer leurs effets pour les annihiler dans la mesure du possible.

Trois moyens s'offrent de concert pour remplir ce but :

le premier consiste à recommander une mastication intense ;

le second, à suppléer par une alimentation, par une thérapeutique raisonnée à l'insuffisance de la résistance des tissus dentaires ;

le troisième est exclusivement dentaire ; il consiste à maintenir la cavité buccale dans un état d'aseptie aussi parfait que possible.

L'asepsie, c'est l'absence de tout germe microbien : c'est la propreté irréprochable, non pour l'œil nu mais pour l'œil armé du microscope.

Cette propreté irréprochable, nous ne pouvons pas la réaliser absolument dans la bouche, où chaque inspiration, chaque seconde apporte et dépose un contingent de microbes plus ou moins important suivant les lieux et les circonstances ; mais nous devons tenter de nous en rapprocher le plus possible et compléter la désinfection de la bouche au moyen de *l'antisepsie, ensemble des moyens dont nous disposons pour combattre les germes et arrêter le développement des microbes.*

Le moyen le plus simple d'assurer la propreté du milieu buccal et plus particulièrement de l'appareil dentaire, consiste à nettoyer cette partie du corps comme on nettoie les autres, plus que l'on ne nettoie les autres puisqu'il est plus exposé et plus constamment infecté.

Or ce sont ces soins dont on s'occupe trop peu, que l'on néglige presque toujours chez les enfants qui feront l'objet de cette leçon.

Il faut apprendre aux enfants à se laver les dents dès l'âge de 3 ans.

Jusque là on se contentera de passer sur les arcades dentaires un tampon de coton trempé dans un peu d'eau tiède additionnée de quelques gouttes d'élixir dentifrice.

Mais à la faveur du régime alimentaire, la salive secrétée à partir de cet âge est plus riche en sels calcaires qui ont tendance à se précipiter et à former des dépôts plus ou moins abondants au niveau du collet des dents ; ces dépôts constituent le tartre (1),

(1) Voici ce que nous disions à propos du tartre dans un ouvrage précédemment paru ; ce passage trouve tout naturellement sa place ici : « Chez beaucoup d'enfants, on remarque à la base des dents un liseré de couleur plus ou moins foncée qui démontre l'insuffisance des soins dentaires. Tantôt c'est un enduit plus ou moins épais, jaunâtre, solide, tantôt c'est une matière visqueuse. Dans les deux cas l'accumulation de cette substance se fait au niveau du collet des dents, notamment des dents antérieures du maxillaire inférieure et de la seconde molaire supérieure. Cet enduit contient le *tartre* ; c'est un produit formé par les microorganismes, les uns indifférents (bacillus subtilis, bactirum termo, bacillus amylobacto, leptotrix, spirilles, etc), les autres pathogènes (steptocoques ou microbes des suppurations graves, pneumocoque ou bacille de la pneumonie, bacille de Friedlander, staphylocoque, colibacile.) Ces microbes sont agglomérés par des sels calcaires qu'ils ont précipité de la salive.

On trouve également dans le tartre des matières organiques, des globules blancs, etc. Quelquefois le tartre est vert et excessivement visible. On conçoit qu'il sera d'autant plus virulent que les bacilles pathogènes qu'ils renferme seront plus nombreux.

Le tartre agit sur le système dentaire d'une façon mécanique d'une part, car il s'accumule entre la dent et la gencive qu'il décolle ; d'une façon infectieuse d'autre part, car il contient par lui-même une accumulation microbienne très riche et susceptible de provoquer l'inflammation des tissus voisins. Il est presque inséparable de la gingivite qu'il provoque. Enfin il recouvre une partie de la dent et, à l'abri de ce revêtement la carie dentaire peut se développer à son aise (carie du collet).

Bien que le tartre se produise d'autant plus facilement que la salive sera plus alcaline, et que la carie soit plutôt fonction de l'acidité de cette salive, tartre et carie ne sont pas antagonistes dans la pratique. En effet la précipitation des sels calcaires se fait à la sortie même des glandes salivaires (d'où localisation des amas tartriques), et d'autre part la plupart des bacilles qui le constituent secrètent des acides qui favorisent le développement de la carie. Une preuve : souvent des caries se développent sous des amas tartriques qui les dérobent aux recherches du dentiste ».

(FABRET. Soignons nos dents, I, p. 78, 79)

dangereux (1) surtout parce qu'il contient un grand nombre de bacilles pathogènes qu'il retient énergiquement.

Or le tartre enlevé chaque jour ne doit pas exister pour qu'il n'aie pas le temps de se concréter.

Comment donc devons-nous nous nettoyer les dents ? Les conseils qui vont suivre s'adressent à tous, à tous les âges, à toutes les classes.

Le matin, au réveil, par suite du repos de la nuit, de a secrétion moins active de la salive, favorise les fermentations non dérangées par les mouvements de mastication et par les mouvements des muscles de la joue. La bouche présente un état d'empâtement plus ou moins marqué.

Les dents sont comme recouvertes d'un enduit visqueux provenant de la précipitation des sels de la salive. La langue est fuligineuse. Cet état est variable suivant le régime alimentaire de la veille et des jours précédents, suivant la santé et les habitudes du sujet.

De plus, pendant la nuit, il se produit par tous les systèmes d'excrétion une élimination plus ou moins con-

---

(1) « Certains états pathologiques déterminent une abondante secrétion dentaire. Une tumeur formée par le tartre avait le volume d'une noix ; elle siégeait au côté droit et était exactement limitée par la ligne médiane. Or depuis de longues années, la malade était en proie de ce côté à une névralgie faciale que rien ne pouvait calmer. Sous l'influence de cette névralgie la secrétion se produisait malgré tous les soins de propreté ».

(Tillaux. Anatomie topographique IIe édition, p. 350,

sidérable de toxines (1) et les glandes salivaires, les muqueuses de la bouche n'échappent pas à cette loi.

On peut donc dire que, le matin, la bouche est malsaine ; elle a, même chez des sujets bien portants une réaction plus ou moins acide.

Certains individus ont très mauvaise bouche, et chacun sait l'influence qu'ont sur les muqueuses bucco-linguale les abus de boissons ou de tabac, ou simplement d'épices. Il importe donc de remédier à cet état le plus vite possible.

Il importe que les enfants soient assujettis à cette précaution avant de sortir et de se rendre à l'école et qu'il soient débarrassés de leurs bacilles dans la mesure du possible avant de s'exposer aux intempéries qui les mettent fatalement en état de réceptivité.

Pour nettoyer les dents, il faut les brosser, les savonner et les rincer ; on complète la toilette par un gargarisme prolongé qui débarrasse la cavité buccale et l'avant pharynx des débris résultant de cette toilette.

---

(1) On sait en effet que le sommeil est provoqué par la rétraction du neurones, dont les pseudopodes cessent ainsi d'être en contact les uns avec les autres. Cette rétraction s'accomplit sous l'action des toxines fabriquées par l'organisme pendant l'état de veille ; lorsque leur quantité est considérable, qu'elles arrivent à saturer les cellules nerveuses, celles-ci refusent le travail qu'elles sont accoutumées à fournir et brisent leurs connexions, en rétractant tout simplement leurs prolongements ; d'où suppression de la pensée, de la conscience, de la motivité, atténuation de la sensibilité, sommeil qui se termine quand l'élimination des toxines a rendu aux centres leur énergie en même temps que leur intégrité normale.

La brosse à dents doit être choisie avec soin tant pour ses dimensions que pour sa qualité. Les dimensions seront parralèles à celles de la bouche à laquelle l'instrument est destiné ; les soies ne seront ni trop dures, ni trop molles.

Trop dures, elles risqueraient de blesser les gencives, voire par une friction prolongée, de léser l'émail ; molles elles ne seraient d'aucune utilité.

La brosse à dents est l'auxiliaire le plus précieux du dentiste ; c'est un instrument excessivement dangereux d'autre part s'il n'est pas conservé avec toutes les précautions désirables. A son premier usage, la brosse doit être exclusivement propre ; on trouve dans le commerce des brosses à dents stérilisées, vendues dans des enveloppes en verre ou en papier stérilisé ; elles ont l'avantage d'être absolument sûres et de ne pas ramasser les poussières du magasin ou de la rue lorsqu'elles sont à l'étalage.

Mais si l'on a recours à un fournisseur moins bien achalandé, il importe de faire bouillir l'objet que l'on a acquis pendant au moins vingt minutes après l'avoir soigneusement nettoyé.

On devra renouveler cette ébullition fréquemment. Dans l'intervalle de ces usages, on conservera la brosse à dents dans un récipient clos, nettoyé chaque jour, où elle sera seule et ne voisinera pas avec les épingles à chapeaux de Madame, les brosses et le cosmétique de Monsieur, les bigoudis des enfants.

Enfin chaque individu aura *sa* brosse à lui particulière ; elle ne pourra en aucun cas être utilisée par son voisin et cette précaution importante — sur laquelle nous n'avons pas à insister après tout ce que nous avons dit dans les leçons précédentes, — ne sera pas seulement observée dans les communautés, écoles, ateliers, etc., mais encore dans les familles où elle est trop souvent négligée. Le frère et la sœur doivent avoir chacun leur brosse ; l'un peut être malade, non l'autre, et seraient-ils tous les deux très sains que, les tempéraments, la réaction, n'étant pas identiques, il n'y a nul intérêt à les mêler.

Enfin un adulte ne se servirait pas de la brosse de son voisin, par une sorte de répulsion instinctive et salutaire. Pourquoi ne pas inspirer le même sentiment aux enfants? (1).

On fait des brosses à dents courbes, étroites, larges, à deux faces, etc. La meilleure est la plus simple parce que la plus facile à nettoyer et à désinfecter.

Pour se nettoyer les dents, il faut se servir d'eau tiède, se rapprochant autant que possible de la température de la bouche.

Nous connaissons les effets des changements de température sur l'émail et il faut les éviter à tout prix. D'ailleurs ils sont douloureux. La brosse, trempe dans l'eau, agit mécaniquement sur la surface dentaire et la

---

(1) La brosse à dents joue un grand rôle dans la transmission des maladies infectieuses ; les soies retiennent très facilement les germes contenus dans la cavité buccale. A l'occasion d'un brossage trop énergique, on peut provoquer des plaies où viennent se localiser ces germes. On a noté la transmission de la syphilis par la brosse à dents.

débarrasse des corps étrangers qui ont pu s'y fixer. On augmente son action mécanique en se servant de poudres et de pâtes ; on la complète par une action chimique et antiseptique à l'aide d'élixirs.

La question du choix du dentifrice est une de celles qui intéresse le plus l'hygiène dentaire. C'est en effet une des plus délicates et il existe un grand nombre de préparations tout à fait nocives et dont il faut écarter l'usage parce qu'il est dangereux pour la dent.

Quelles doivent être les qualités d'un bon dentifrice ? Il doit être alcalin — ou neutre au moins ; il doit avoir une action dissolvante sur les produits buccaux ; il doit être inoffensif pour les tissus buccaux et dentaires ; il doit être antiseptique à un certain degré ; enfin, condition secondaire, il doit être agréable à la bouche.

Les dentifrices sont solides ou liquides et le plus souvent on emploie communément l'un et l'autre. Les dentifrices solides sont des savons, des opiats, ou des poudres ; les dentifrices liquides sont dénommés élixirs.

« L'action des poudres est tout d'abord mécanique, leur rôle principal étant de débarrasser les surfaces de la dent des dépôts et substances étrangères qui peuvent y adhérer. Cette action ne doit pas être trop brutale, car elle exercerait une influence nocive sur la couche protectrice de la dent : l'émail. Les substances seront finement porphyrisées ; neutres ou faiblement alcalines, lorsque l'état de la bouche ne présente rien d'anormal, elles seront modifiées dans leurs propriétés chimiques selon les phénomènes pathologiques que l'on aura à combattre.

Les pâtes ou opiats sont des préparations plus complexes que les poudres ; dans leur composition rentrent certaines substances que l'on ne peut incorporer aux poudres ; ils ne possèdent cependant pas toutes les qualités que l'on doit exiger d'un dentifrice parfait.

Les savons dentifrices, auxquels on peut incorporer tous les antiseptiques ou toutes les essences sont par le fait de leur alcalinité propre les préparations qui donnent les meilleurs résultats. En outre de leur action mécanique qu'ils doivent aux poudres qui leur sont incorporées, ils tiennent la remarquable propriété de dissoudre les matières grasses.

Les dentifrices liquides sont des alcoolats ou des teintures alcooliques dont on verse seulement quelques gouttes dans un verre d'eau. Il faut donc que ces elixirs soient composés de substances suffisamment actives pour être encore efficaces après avoir été ainsi diluées, et cela d'autant mieux que la durée de leur action est très courte et sera peu répétée. Ils contiennent généralement des substances antiseptiques et légèrement astringentes additionnées d'essences aromatiques » (Viau).

Il est certain que les savons dentifrices sont les plus indiquées de toutes les préparations dont on peut se servir.

Le savon ordinaire constitue le meilleur des dentifrices ; mais il est difficilement supporté à cause du goût désagréable qu'il laisse dans la bouche. On peut le modifier très heureusement ; c'est à lui que l'on reviendra toujours, lorsque, pour une raison quelconque on ne pourra se procurer un savon spécial. Le prix de ces derniers est généralement d'ailleurs trop élevé pour être à la portée de toutes les bourses.

Parmi les poudres, il faut éviter toutes celles qui renferment des corps de nature à léser l'émail dentaire, le charbon, le corail, la pierre ponce. L'action mécanique de la poudre doit être plus prolongée que brutale.

« Tout dentifrice doit avoir pour base un antiseptique destiné à combattre les microbes buccaux qui contribuent à produire la carie ou à empêcher la fermentation des résidus alimentaires ou épithéliaux. C'est donc là une qualité absolument nécessaire, surtout pour les élixirs, qui pénètrent plus facilement dans les espaces interdentaires et dans tous les endroits pouvant servir de réceptacle aux ferments et aux microbes.

Le salol, le naphtol, le menthol, le thymol, le phénol, la saccharine, ont été employés avec succès. Les propriétés antiseptiques, bien reconnues aujourd'hui, des essences aromatiques trouveront ici une application tout indiquée.

Il est bien entendu que l'on ne doit faire usage que des dentifrices absolument inoffensifs pour les tissus dentaires et buccaux, et que, par exemple, le sublimé doit être repoussé pour son action toxique ». (Viau).

D'une façon générale, on ne doit pas choisir un dentifrice au hasard, il faut demander à un dentiste son avis motivé sur l'état de la bouche.

Pour les écoliers, on emploiera, comme dentifrice solide, le savon ordinaire, comme dentifrice liquide de l'eau ordinaire additionnée de quelques gouttes d'alcool.

Que l'on emploie la poudre, la pâte ou le savon, il est très important de ne pas prendre le dentifrice à même la boîte avec la brosse. Il faut voir dans quel état de malpropreté se trouve la pâte après quelques jours de cette façon d'opérer ; c'est cependant le mode adopté par la plupart des personnes.

Il faut prendre pâte, poudre ou savon avec une petite spatule destinée uniquement à cet usage et porter le produit sur la brosse ; c'est la seule façon, d'abord d'être propre. ensuite de ne pas souiller son dentifrice et de ne pas s'infecter les jours suivants en voulant se préserver de l'infection.

Nous voilà donc en possession d'une brosse, d'un savon, d'un verre d'eau tiède dans lequel nous avons fait tomber quelques gouttes d'un élixir quelconque. Nous chargeons la brosse d'un peu de savon après l'avoir trempée dans notre eau tiède et nous nous disposons à nous en servir. La plupart du temps, nous allons au hasard frottant tantôt ici, tantôt là. La tête bouge autant ou plus que la main et l'horrible grimace que fait le patient en même temps que le savon s'écoule des ses lèvres donne à l'ensemble de cette scène un aspect souvent comique.

Voyez au contraire telle ou telle personne habituée à cette simple opération ; elle procède avec méthode, sans précipitation, tout naturellement.

Elle s'adresse d'abord à ses dents antérieures ; elle les brosse sur toute leur surface ; puis la brosse disparaît sous la joue gauche ; des mouvements réguliers de va et vient débarrassent la face jugale des prémolaires et des molaires des accumulations qui ont pu se produire.

De la même façon, notre sujet procède au nettoyage des dents de droite ; puis, entr'ouvrant les arcades dentaires, il s'adresse à la face postérieure des dents dans le même ordre et enfin à la face triturante par où se termine le premier brossage. La brosse est rincée à l'eau tiède. Elle repasse rapidement dans la bouche, puis la toilette s'achève par un bain de bouche : quelques gorgées d'eau tiède antiseptisée vont et viennent du vestibule dans la bouche et réciproquement, vous terminez pour désinfecter le larynx par un gargarisme consciencieux.

C'est fini.

L'opération en tout n'a pas duré dix minutes.

Le nettoyage sera tout à fait parfait, si l'on a soin de passer dans les interstices dentaires, que la brosse n'a pas toujours pu atteindre, un fil de soie floche ou de caoutchouc pour les débarasser des parcelles alimentaires qui auraient pu y demeurer.

Ce brossage doit être exécuté deux fois par jour, le matin, au réveil comme nous l'avons dit, le soir avant le coucher pour débarrasser la bouche de toutes les causes d'infection qui s'y sont accumulées dans la journée, substances alimentaires subissant la décomposition organique, colonies microbiennes variées.

Après chaque repas d'ailleurs, il est bon, il est nécessaire de se servir d'un cure-dents ; mais, loin de nous la pensée de vous conseiller les cure-dents en plume d'oie ; bien moins encore les cure-dents métalliques ; utilisez uniquement les cure-dents en bois tendre qui ne risquent ni de blesser votre gencive ni de léser votre dent. Il ne faut d'ailleurs pas abuser de cet instrument et il est absolument inutile de le conserver deux heures dans la bouche, encore moins de se promener avec cet objet de toilette et non de luxe entre les dents.

Immédiatement aprés être passé dans tous les interstices, on fait un rapide rinçage de la bouche avec un peu d'eau tiède additionnée de quelques gouttes d'élixir dentifrice. Ce n'est pas une astreinte bien considérable ; est-ce qu'on ne se lave pas les mains après le repas ?

Avec ces soins, on peut conserver l'intégrité de la dentition très longtemps, sinon toujours, et par conséquent sa santé locale et générale.

Ils sont indispensables, et tels que nous les avons énoncés, suffisants.

L'abus serait mauvais ; il ne faut pas oublier que l'on ne doit pas chercher à *blanchir* les dents ; chaque individu a une coloration particulière de ses arcades dentaires et tous les procédés que l'on voudra employer pour la modifier seront défectueux et dangereux pour l'intégrité du système dentaire.

En Annam, au Japon, en Malaisie les femmes mâchent le bétel (1) pour donner à leurs dents une coloration

---

(1) Le *bétel* est un mélange de substances très actives, formées de feuilles du bétel (plante de la famille des piperacées), de plusieurs espèces de poivres. des feuilles de tabac, de chaux vive et de noix d'arec (genre de palmiers) ; cet ensemble forme un masticatoire tonique et astringent. Par la mastication, ce mélange fournit un suc qui donne à la salive une rougeur éclatante, laquelle se communique à la bouche et aux lèvres, et qui est regardée par les indigènes comme fort gracieux ; en outre l'haleine acquiert une odeur agréable. Le suc, après la première fermentation produite par la chaux est ordinairement absorbé, mais non pas toujours avalé par l'individu qui mâche cette préparation.

Le bétel n'irrite pas, comme on pourrait le supposer, les voies digestives ; cependant les individus qui en font ordinairement usage ont des dents vacillantes dans leurs alvéoles, la bouche et l'arrière-gorge sont enflammées et la faculté du goût considérablement émoussée. (L).

rouge foncée, noire à la longue qui est, paraît-il, tout à fait bien portée, mais qui ne s'accorderait guère avec nos idées sur l'élégance et l'esthétique féminines.

Ces races connaissent si bien la résistance de l'émail qu'elles l'usent au préalable pour assurer la pénétration de la matière colorante dans la dentine plus perméable (1).

D'ingénieux industriels ont imaginé des vernis variables qu'il faut rejeter naturellement comme très dangereux pour la santé des dents et notamment des articulations alvéolo-dentaires. Les pratiques que nous préconisons n'ont d'autre but que de *nettoyer* les dents.

Une fois au moins par an elles seront complétées par un nettoyage complet effectué dans le cabinet du dentiste. Seul ce dernier pourra pénétrer partout et rendre à la surface dentaire son intégrité absolue et parfaite.

Les soins journaliers devront être d'autant plus soigneusement répétés que l'état général du malade laissera plus à désirer. Au cours des maladies infectieuses chez l'enfant notamment, il y a lieu de procéder à de fréquents lavages et rinçages de bouche avec des solutions antiseptiques faibles puis avec de l'eau de Vichy pour neutraliser l'acidité produite par les précédentes solutions.

Il est évident qu'à l'école, les mêmes soins ne peuvent être pris avec la même vigueur. Aux maîtres d'agir en faisant tenir aux parents, au début de chaque année, une note leur recommandant les soins de la bouche de leurs enfants — ou mieux encore en les entretenant de temps

---

(1) Voir la note jointe à cette leçon.

à autre, en leur communiquant quelques-unes des idées que nous leur avons suggérées : c'est encore par la conversation que les bons principes se démontrent le plus facilement et se font des adeptes.

Mais à l'école même, les maîtres mettront nos conseils en pratique dans la mesure du possible. Après le repas ils feront rincer la bouche des enfants, ils leur feront brosser les dents. Cela amusera les tout petits. Pour les grands, il y aura des bons points, des récompenses pour celui qui aura les dents les plus propres. Au bout de peu de jours, il y aura beaucoup de bonnes notes à distribuer. Les incorrigibles auront des punitions légères, seront tournés en dérision ; tous les moyens possibles seront employés pour venir à bout de leur inertie dangereuse pour la communauté dont ils font partie.

Mains propres, bouche propre, hygiène du corps, hygiène consécutive de l'esprit telle sera la devise des maîtres de demain.

Dans les internats, la surveillance est plus facile. Soustraits à l'apathie de leur famille, les enfants prendront facilement l'habitude de se brosser les dents le matin au réveil ; mais il sera nécessaire que l'éxécution de cette opération soit strictement surveillée.

Pour qu'elle soit consciencieusement faite, il ne faut pas qu'elle soit douloureuse, d'où nécessité de donner de l'eau tiède aux élèves, afin qu'il ne puisse y avoir aucun prétexte pour ne pas l'exécuter. Il sera bon, dans le même sens, de fournir gratuitement le savon et l'élixir dentifrice nécessaires ainsi que les brosses.

Après les repas, il est facile de faire rincer la bouche

aux enfants, avant de leur donner la volée pour la récréation. Le soir, renouveler l'opération du matin.

Nous terminons ici cette longue leçon, que nous pourrions étendre considérablement encore ; elle se résume en quelques mots : **brossage vertical matin et soir des dents sur toutes leurs faces avec un savon dentifrice alcalin, rinçage de la bouche, gargarisme à l'eau tiède, contenant un peu d'élixir tonique et antiseptique, après chaque repas ;** visite au dentiste une heure par an et la denture, si les soins ont commencé à l'orée de la vie, restera saine et bonne.

NOTE

Chez les *Annamites*, les dents des femmes sont toujours noircies par le bétel, parfois avec un vernis spécial, et fréquemment cariées.

Chez les *Esquimaux*, les dents s'usent de très bonne heure.

La grâce des *Proto-Malaises* est grande... Mais l'étranger est désagréablement surpris, lorsqu'une d'elles se laisse aller à rire, de lui voir les mâchoires garnies de dents noircies par le bétel. Chez les Bicols surtout, la dentition de la femme est complètement altérée par la mastication de ce produit, car la malheureuse se fait limer transversalement la face antérieure des incisives du haut afin que, l'émail étant enlevé, la matière colorante pénètre plus sûrement dans la substance des dents ainsi mutilées...

Il en est de même des *Indonésiennes ;* comme la Malaise, la femme Dayak et la femme Batak enlèvent l'émail de leurs incisives afin que le bétel leur communique une teinte noire dont on augmente l'intensité avec un bois appelé *babja* : on arrive ainsi à leur donner un aspect laqué. La Batak ne se contente pas de cette teinture ; ses incisives supérieures et inférieures sont parfois raccourcies de moitié de leur longueur ; il s'agit là d'une question de mode, car l'opération ne porte guère que sur les dents apparentes.

Chez les négresses africaines, les dents sont habituellement saines, grâce aux soins que leur donnent sans cesse leurs propriétaires. Avec un petit bâtonnet de bois tendre, elles les frottent fréquemment pour les maintenir dans un état de parfaite propreté. Mais cette belle denture est souvent gâtée à plaisir, notamment dans le Soudan, où il est commun de rencontrer des femmes avec des incisives taillées en pointes ou échancrées au milieu, dans le but dit-on, de leur permettre de déchirer la viande avec facilité. On ne saurait invoquer la même raison pour expliquer l'avulsion des dents médianes. Il s'agit encore ici d'une mode inspirée par un sentiment de coquetterie.

Dr Verneau *La femme dans le monde noir.*

AU JAPON

(Article paru dans la Presse locale)

Il est difficile chez nous de faire pénétrer dans les masses les notions d'hygiène dentaire.

Nous sommes cependant une nation vieille de civilisation qui se pique d'être à la tête du monde par sa science et son esprit.

Le vieux Japon qui naguère encore était regardé comme un repaire de barbares, en nous apprenant son histoire vient nous étonner curieusement. Sait-on par exemple que les soins de la bouche remontent chez eux à la plus haute antiquité ? Sait-on que pas un Japonais ne négligerait ces soins fut-ce un seul jour ?

Cependant, aucune loi, aucun règlement ne l'y oblige, mais, observateurs pieux des religions de leurs ancêtres, ils en continuent les rites avec une inlassable régularité et les soins de la bouche font partie de ces rites.

Au Japon, chaque famille a sans exception son autel domestique, quelquefois deux, un shintoïste et un boudhiste.

Le premier soin du Japonais en se levant est de se laver la bouche et de procéder à la toilette de chaque dent et des gencives au moyen de l'index humecté et garni de sel. Il ne peut se présenter à l'autel que cette tâche consciencieusement remplie car il ne doit pas prier son Dieu sans avoir la bouche propre.

Les conséquences de cette pratique sont des plus heureuses. C'est d'abord un procédé à la portée de tout le monde. Il est ensuite efficace étant donné la pratique journalière et continuelle.

Le sel agit d'abord mécaniquement et ce à la façon d'une poudre que la pression douce des doigts comprime sur les dents sans brusquerie.

Il agit chimiquement en entretenant l'alcalinité normale de la salive ou neutralisant son acidité.

Le nettoyage des gencives s'augmente de l'action bienfaisante du massage renforcé de l'action du sel qui augmente les sécrétions créant de l'activité dans les échanges au niveau de toute la muqueuse buccale.

Aussi grâce à cette hygiène les ancêtres ont transmis à leurs descendants un excellent atavisme au point de vue dentaire. Cet excellent état buccal n'est pas étranger à la robuste constitution du peuple japonais.

La tradition s'est naturellement raffinée avec les progrès de la civilisation pénétrant dans le pays. Pendant longtemps les classes aisées ont usé de petits bâtonnets pour atteindre les interstices inaccessibles aux doigts, puis la brosse est née et aujourd'hui les familles les plus pauvres en font usage.

L'industrie met à leur service des petites brosses bon marché qui coûtent un liard à peine et qui durent quelques semaines.

Ce prix et cette durée éphémère sont tous deux un avantage, car la brosse à dents est un ustensile qui doit être fréquemment renouvelé à moins de procéder chaque fois à une antisepsie rigoureuse (ce qui arrive rarement).

Nous avons été grandement surpris dans la Guerre Russo-Japonaise d'apprendre que chaque soldat prenait un bain avant le combat et possédait en son sac, brosse à dents et poudre dentifrice dont il faisait un quotidien usage.

Information prise il n'y a aucun règlement militaire qui l'ordonne. C'est la force de l'habitude acquise et le souci de ne pas faire mentir le vieux proverbe japonais religieusement respecté et qui dit « *qu'importe que l'homme soit jaune pourvu que ses dents soient blanches.* »

Ce proverbe n'est pas si simple qu'il parait. Je le livre à la méditation de mes lectrices. Je leur recommande surtout de s'en servir pour faire école dans leur entourage en y ajoutant cette maxime à nous qui a aussi son poids :

« *La santé est une richesse* ».

F. FABRET.

SEIZIÈME LEÇON

COMMENT ON SE DÉFEND CONTRE LES MALADIES DES DENTS

La bouche est malade : ce qu'il ne faut pas faire.

Nous allons maintenant si vous le voulez bien, envisager la question de l'hygiène dentaire sous sa seconde face.

Il arrive que malgré les soins journaliers de la denture, la carie se développe quand même à la faveur d'un sillon ou d'une érosion quelconques.

Voyons d'abord ce que l'on fait généralement et nous dirons ce que l'on ne devrait pas faire.

Au premier degré, la carie est généralement méconnue ; elle n'occasionne aucun trouble, aucune douleur et, à moins qu'elle ne soit très apparente, au niveau des dents antérieures et sur leur face labiale, elle reste ignorée des personnes qui ne voient pas le dentiste régulièrement.

Au deuxième degré, du moins à son début, il en est de même. La dent n'est sensible que légèrement, lorsqu'on y touche, lorsqu'on mâche dessus, et la douleur est supportable.

Un peu plus tard la langue perçoit nettement la cavité ; les douleurs sont plus vives et plus fréquentes ; on commence à s'inquieter, à être agacé « par cette sale dent ! ». Expression combien vraie !

A son niveau en effet c'est une perpétuelle taquinerie qui pousse le patient à porter sans cesse sa langue vers la cavité, à introduire dans celle-ci tous les instruments possibles depuis la pointe d'un couteau jusqu'au simple cure-dents. Et voyez cette hygiène : le cure-dents vide la cavité des débris alimentaires, des germes qu'elle contient, et s'empresse d'aller apporter les uns et les autres au niveau d'une autre dent qui à son tour deviendra malade.

Encore une fois guerre au cure-dents, quelle que soit sa forme.

Vous rencontrez chaque jour des gens « très bien » qui ont un cure-dents dans leur poche, qui le sortent à chaque instant pour l'utiliser et qui le remettent, souillé, dans une poche sale, avec des mains forcément sales,

Qu'il soit en or, en argent, en métal, en plume, rejetez le cure-dents ; n'utilisez que le cure-dents de bois tendre que vous employez deux minutes après chaque repas et que vous jetez ensuite.

Autre chose : ne mangez pas les débris que vous retirez de vos intérieur dentaires ou de vos dents cariés ! Voilà une recommandation qui va vous sembler superflue. disons le mot « raide » ! Eh bien, si nous osons le faire c'est encore que nous voyons la presque totalité des personnes qui se servent d'un cure-dents absorber inconsciemment le produit de leur excursion dans les profondeurs du système dentaire. Laissez le poison à sa place ou crachez-le, mais ne l'avalez pas, non seulement parce que ce n'est pas de la suprême élégance, mais encore parce que c'est dangereux ; vous le savez maintenant.

Au troisième degré, lorsque la pulpite se traduit d'une façon aigüe, on perd la tête et généralement on se contente d'attendre la fin de la crise en couvrant la joue bien chaudement. Ou si on a une pulpite subaigüe, avec crises lancinantes, douleurs gravatives et continues, on écoute les conseils de l'entourage et on introduit dans la cavité dentaire toutes les drogues imaginables (1), on place sur la joue tous les cataplasmes possibles et on porte un mouchoir autour des mâchoires comme si le maxillaire inférieur allait tomber.

Revenons un peu sur tout cela.

Quand on souffre spontanément des dents, c'est-à-dire sans qu'une cause extérieure semble être intervenue dans le début de la douleur, on commence par aller chez le pharmacien et on achète un cachet « pour les névral-

---

(1) Quelques vieux remèdes — aussi bons que ceux que l'on conseille chaque jour dans les campagnes — ou aussi mauvais :

Du temps de la Rome antique, la docte corporation des dentistes n'existait pas, et l'on était encore bien loin de tous les dentifrices employés aujourd'hui, tant comme préservatifs que comme curatifs du mal de dents.

Les anciens n'en avaient pas moins des remèdes à eux ; remèdes aussi variés que répugnants d'ailleurs, ce qui était peut être pour inspirer plus de foi dans leur efficacité. Ils avaient, — en cela comme en beaucoup de choses — recours à la magie, et voici quelques-uns des remèdes indiqués par les magiciens aux quirites à la mâchoire endolorie qui venaient les consulter.

Brûler la tête d'un chien, mêler la cendre à de l'huile de cyprus, et en injecter dans l'oreille du côté de la douleur.

Piquer la gencive avec l'os de l'épine d'un serpent d'eau mâle ; ou bien avec l'os frontal d'un lézard ; ou encore avec un os de poule, s'il a séché dans un trou de muraille.

Injection dans l'oreille de l'huile de cédrat où l'on a fait macérer soit des punaises de mauve, soit de la fiente de moineau.

Mettre dans les dents creuses un ver qui se nourrit de l'herbe appelée bassin de Vénus, ou une chenille de chou. Mordre un cœur de couleuvre.

Manger en tout temps deux rats par mois pour prévenir le mal.

Et maintenant, si vous avez le mal de dents...

gies ». L'honorable praticien vous donne du pyramidon, ou bien de l'antipyrine, ou un mélange savant, etc. Ce cachet vous soulage un moment, puis la douleur reprenant vous en absorbez un second, — et ainsi de suite — cherchant dans le calme factice que vous donne l'analgésique un repos dont vous avez bien besoin.

D'autres fois vous chercherez à avoir un véritable calmant dentaire et — dans toutes les pharmacies, drogueries, etc., il y a des infinités de calmants, de petits flacons, contenant quelques gouttes d'un liquide anesthésique, de petites boîtes de pilules, dragées ou boulettes que l'on introduit dans la cavité cariée et qui souvent en effet vous procurent — s'il s'agit d'une pulpite — un soulagement et une sédation quasi instantanée.

Aussi n'est-ce pas le reproche que nous faisons à ce genre de préparations : si elles calment les atroces douleurs de la pulpite, elles sont bienfaisantes, comme tous les remèdes qui soulagent. Elles ne sont mauvaises qu'en ce sens : les clients les utilisent, ne souffrent plus et ne pensent plus à faire soigner la dent cause de tout le mal. Leur vigilance est endormie en même temps que leur douleur et la carie a beau jeu pour se développer tout à son aise.

Toutefois on peut et on doit encore reprocher à tous ces médicaments d'avoir une action néfaste sur le tissu même de la dent.

Il y a beaucoup de personnes qui utilisent en cas de douleurs dentaires, soit des préparations à base d'acide phénique, soit l'acide phénique pur, porté dans la cavité avec un petit tampon de coton hydrophile. L'acide phénique par son action énergiquement antiseptique peut enrayer le développement de certaines complications ; mais d'autre part il est excessivement caustique. Si on peut lui reconnaître des propriétés analgésiques, c'est qu'il agit par mortification des tissus avec lesquels il est en contact ; il désagrège également la substance dentaire, provoque des craquelures de l'émail dont il décalcifie les vrismes constitutifs, entraîne des fractures secondaires des parvis de la couronne, et augmente dans de notables proportions les difficultés que le praticien éprouvera par la suite pour traiter l'organe malade soit par obturation, soit par extraction.

En outre cet antiseptique est, de par ses qualités corrosives, très dangereux pour les tissus mou de la gencive, de la joue et de la langue : son emploi doit donc être absolument rejeté dans ces circonstances en dehors du cabinet du dentiste où il occupe une place importante et d'ailleurs méritée.

Il est absolument inutile d'appliquer sur une joue des cataplasmes et des compresses chaudes ; nous vous avons dit que la chaleur du lit augmentait les douleurs de la pulpite : de même, toute action thermique augmentant la congestion de la pulpe, exagérera en même temps la douleur. Méfiez-vous de l'air froid, Quant au mouchoir en sous-mentonnière, il n'est ni bon ni mauvais ; il est seulement ridicule et inutile : dans ces conditions, laisse-le dans votre poche.

Ne pensez pas non plus à introduire des médicaments dans l'oreille : c'est un procédé bien souvent employé et recommandé par les commères. Il semble que l'oreille soit un réceptacle tout naturel pour les calmants, laudanum par exemple. On arrive ici plus près du « nerf » ! Il y a quelque chose de vrai dans cette expression, le conduit auditif externe s'avançant assez profondément et entrant en rapport médiat avec les branches du trijumeau : mais l'action des drogues placées dans sa lumière, outre qu'elle est forcément inconstante, est dangereuse pour l'organe de l'ouïe ; elle peut lui être fatale. Ensuite c'est jeter de l'eau à côté d'un foyer d'incendie ; la souffrance ne vient pas du tronc du nerf, mais de ses fibres terminales ; attaquez-vous à la dent elle-même, à la cause même de la douleur : ce sera logique, juste et bienfaisant.

A ce propos, ne prenez pas l'habitude de vous mettre du coton dans les oreilles par toute saison. Notre organe auditif n'est pas fait pour être protégé contre les intempéries ; notre oreille externe est constituée de telle façon que l'air extérieur n'arrive à la membrane du tympan qu'après avoir été réfléchi un grand nombre de fois dans les vallées du pavillon et la forme du conduit auditif externe empêche qu'aucune vibration sonore ne puisse frapper directement la cloison tympanique.

Les organes auditifs sont donc très bien protégés, — ce n'est pas là, en second lieu, que prennent naissance les douleurs dentaires.

Ne mettons donc pas de coton dans nos oreilles puisque c'est inutile ; n'en mettons surtout pas parce que c'est dangereux.

En effet les parois du canal auditif sont le siège de secrétions destinées à les lubrifier ; il est nécessaire que ces secrétions s'évaporent au fur et à mesure de leur production ; autrement il se forme des petis magmas, des bouchons qui occasionnent souvent des troubles de l'audition, qui provoquent une surdité momentanée. Enfin il arrive, en cas de perforation du tympan, que les sécrétions de l'oreille externe pénètrent dans l'oreille moyenne, pouvant donner naissance, surtout chez les enfants à tempérament lymphatique, à des abcès (otite moyenne) suivis de complications plus au moins fatales pour le maintien de l'intégrité de l'ouïe et pour la santé générale. Ne nous arrêtons pas sur ce point — signalons-le seulement.

Tout ce que nous venons de dire concernant les pratiques mauvaises que l'on met en vigueur à l'occasion de la carie du troisième degré, s'applique à la carie du quatrième degré. Mais ici les indications sont encore plus formelles : les applications de cataplasmes provoquent la collection du pus, bien mieux guident sa marche et il ne faut pas attribuer à une autre cause l'ouverture d'abcès à la peau dans bien des cas, accident évitable souvent autant qu'irréparable. Les explorations au cure-dents n'ont d'autre résultat que de déplacer l'infection très virulente, que de la faire pénétrer plus avant et que de provoquer l'arthrite alvéolo-dentaire avec ses conséquences.

Encore deux recommandations : ne vous faites pas enlever une dent parce qu'elle vous fait mal. Ce n'est pas à vous de juger l'utilité de l'extraction, et celle-ci effectuée, le mal est irréparable ; nous reviendrons plus tard sur les indications de l'avulsion des dents.

En second lieu ne vous laissez pas introduire dans l'oreille un tisonier rougi au feu pour vous débarrasser à jamais des douleurs de la carie dentaire. Ne riez pas ; cela se fait ; on sectionne ainsi le trijumau au hazard, sans savoir où l'on va (car naturellement ce ne sont ni un médecin ni un dentiste qui se chargent d'une semblable opération), on peut provoquer des accidents graves — et, même si aucune complication ne survient, on n'enraye pas la marche de la carie dentaire — au contraire.

Enfin il faut avoir bien soin de ne pas toucher à une dent sans être absolument sûr que c'est bien à elle qu'est due la douleur ressentie (1).

---

(1) « L'odontalgie n'est pas une maladie essentielle, elle ne doit être considérée que comme un symptôme appartenant à un assez grand nombre d'affections dont la nature et même le siège sont différents. L'individu qui éprouve une odontalgie aurait souvent de la peine à déterminer si la douleur qu'il ressent existe dans une ou dans plusieurs dents, dans les dents ou dans la membrane qui entoure leurs racines, dans les nerfs qui vont se distribuer à la pulpe dentaire, dans les parvis des alvéoles, ou bien encore dans les gencives. Plusieurs de ces parties sont en même temps douloureuses, quoiqu'elles puissent être affectées isolément. L'odontalgie est plus fréquente dans l'enfance, la jeunesse et les premières années de l'âge adulte, que dans les périodes plus avancées de la vie ; elle offre, outre les différences qui résultent de ces causes, une foule de variétés sous le rapport de son mode d'invasion, de ses degrés d'intensité, de sa durée, de son type continu ou intermittent, du retard périodique ou non périodiques de ces accès ; d'autres différences proviennent de la fixité ou de la mobilité de la douleur et surtout de l'influence sympathique plus ou moins forte qu'elle excerce sur les organes des principales fonctions : cette influence n'est pas toujours en rapport avec la violence de l'odontalgie. Elle emprunte la plus grande quantité de sa force de la susceptibilité sur une des sujets malades ». (MARJOLIN, *Dict. de Méd.*, 2e Edit. t. XXI, p. 223).

En dehors de la carie dentaire. les affections des dents seront d'autant mieux traitées qu'on touchera moins à l'organe malade :

En cas de fracture laisser les fragments en place ;

En cas de luxation incomplète, ne pas chercher à extraire la dent déviée ;

En cas de luxation complète ne pas jeter la dent avariée ;

En cas d'anomalies variées, ne jamais extraire une dent sans s'assurer que cette extraction est utiie et ne privera pas la bouche d'un organe indispensable ;

« Il importe d'éviter deux écueils : celui d'extraire trop tôt les dents primitives et celui, non moins dangereux, de les laisser trop longtemps en place.

La première pratique a pour résultat de favoriser l'écartement latéral des dents qui se développent, et quelquefois de rendre impossible le placement régulier des dernières d'entre elles.

La seconde détermine ou consolide et aggrave les inclinaisons en avant ou en arrière, ou la rotation sur l'axe de la racine. » (Bégin).

Donc ne vous amusez pas à essayer de corriger la nature par vous-même. En cas d'accidents de dentition, ne faites pas inciser la gencive sous prétexte de faciliter la sortie de la dent : c'est le meilleur moyen d'infecter l'alvéole, d'augmenter les accidents et on n'y doit avoir recours qu'en des cas bien spéciaux (1).

---

(1) «... On a été porté à croire que les accidents de dentition (fièvre) n'étaient que le résultat de la compression de la pulpe au fond de l'alvéole (!), et à présumer qu'ils devaient cesser du moment où, par l'incision de la gencive, on fendait la bar-

Et, arrivé au terme de cette leçon de gronderie, je vous vois nous dire : « Mais alors, qu'est-ce qu'il faut faire ? Je souffre, il faut que je me soulage ; si tout ce que j'ai l'habitude de faire est inutile, mauvais ou dangereux, quels conseils allez-vous me donner ? » Cherchez-les dans la leçon suivante : mais auparavant retenez encore bien ceci : c'est par un manque de soins, par des mauvaises habitudes que les dents deviennent malades. C'est par de mauvaises pratiques que les dents voient leurs maladies évoluer avec une rapidité et une intensité de plus en plus considérables ; c'est par ignorance traditionnelle que vous perdez vos dents.

---

rière qui s'oppose à la sortie de la dent. Cette opération... a quelquefois si promptement fait cesser les accidents qu'on a souvent le regret de ne pas l'avoir employée ou de l'avoir employée trop tard. Mais, d'un autre côté, comme on voit bien souvent aussi des incisions prématurées, non seulement se refermer sans avantage pour l'enfant, mais encore n'avoir d'autre résultat que de favoriser la carie des dents à sortir, on a généralement admis en principe qu'il faut, avant de la mettre en œuvre, être bien sûr de l'imminence de l'éruption et de la nécessité de l'accélérer encore. » (Dugè, Dict. de méd. et de chir. prat. p. 221).

DIX-SEPTIÈME LEÇON

COMMENT ON SE DÉFEND CONTRE LES MALADIES DES DENTS

Les Dents sont malades : ce qu'il faut faire

Nous pourrions résumer tout ce que nous avons dit précédemment en cette phrase :

« *Touchez le moins possible à vos dents saines ou malades !* »

De même ce que nous avons à dire tient dans cette unique recommandation ; « *si vous voulez conserver vos dents saines, et si, lorsqu'elles sont malades, vous voulez les soigner et les sauver, adressez-vous au dentiste.*

Ces trois derniers mots pourraient revenir à la fin de chaque paragraphe comme un leit-motif.

Confiez vos plantes à l'horticulteur, vos animaux domestiques au vétérinaire, vos cerveaux à vos maîtres, vos corps au médecin et vos dents au dentiste, et toutes vos sources de richesse et de santé seront en bonnes mains.

Malheureusemnt il n'y a pas assez de dentistes dans les campagnes ; dans les montagnes, il n'y en pas du tout ; il faut attendre la tournée de quelques praticiens pour se faire soigner les dents en se rendant à la ville voisine ; mais nous nous trouvons là dans un cercle vicieux ; il n'y a pas assez de clients pour le dentiste, alors que chaque individu devrait être une unité dans le cabinet dentaire ; alors qu'il n'y a peut-être pas une personne sur cent qui puisse déclarer avoir la bouche absolument saine. Devenez plus nombreux et les dentistes augmenteront progressivement ; comprenez l'importance des soins dentaires et lorsque votre nombre montrera que la création de nombreux dentistes, que leur éparpillement dans les campagnes représentent un besoin et constituent une nécessité, les praticiens viendront à vous ; les tarifs se réduiront progressivement ; des cliniques gratuites fonctionneront pour que tous puissent recevoir des soins appropriés à leur cas ; des dentistes seront chargés par l'Etat de l'inspection dentaire des établissements publics, des soins à distribuer dans ces établissements ; faites connaître votre volonté ; faites votre demande ; elle sera exaucée.

Nous avons dit ce que l'on avait tenté pour les établissements d'enseignement (1) ; dans l'armée, on a imaginé également la création de fiches dentaires individuelles sur lesquelles on note l'état de la dentition des hommes à leur incorporation, puis tous les trois mois jusqu'à leur renvoi dans leurs foyers. Cela, c'est de la paperasserie inutile, tant qu'il n'aura pas été créé un corps de dentistes militaires, chargés de modifier cet état des dents

(1) Voir 1re partie, Ch. IV.

pendant le séjour des hommes sous les drapeaux (°). Et puis 20 ans, c'est un âge trop avancé pour commencer à traiter les dents dont l'évolution est alors à peu près terminée.

C'est dans les écoles, où passent tous les Français et toutes les Françaises qu'il faut que le gouvernement prenne l'initiative d'organiser l'inspection dentaire et de généraliser ce qui est fait dans le département des Alpes-Maritimes ou dans les autres bien rares.

On créera des nouveaux fonctionnaires, c'est entendu ; mais on en a créé 688.192 de 1869 à 1908 de sorte qu'il y en a un pour quarante français ; on peut bien en ajouter quelques-uns qui seront du moins vraiment utiles et qui travailleront plus à la richesse de la France qu'ils ne grèveront son budget. Ce système est meilleur que tout autre basé sur l'initiative privée — parce que tous le payant d'ailleurs, tous voudront avoir recours au dentiste et le joindront volontiers au cours de ses tour-

---

(°) Quelques essais intéressants ont été tentés. Depuis que nous avons écrit ces lignes, une organisation rationnelle de l'hygiène dentaire a été créée dans un corps d'armée ; le nom du chef qui a présidé à cette organisation mérite d'être conservé :

LES SERVICES DENTAIRES DANS L'ARMÉE

Le général de Langle de Cary, commandant le 4e corps d'armée, vient de prendre des mesures pour assurer dans toute l'étendue de son commandement le service dentaire dont le ministre a préconisé l'organisation. Cinq soldats possédant leur diplôme sont chargés de donner leurs soins à leurs camarades. Un caporal de la 4e section d'infirmiers est chargé de la place du

nées régulières et renouvelées (1). Tout enfant *sera tenu* de se prêter à l'examen du praticien et *devra* suivre les conseils et indications formulées par celui-ci, sous la surveillance du maître d'école ou de l'institutrice.

Cela, c'est la réalité de demain ; celle d'aujourd'hui est beaucoup moins belle : l'hygiène dentaire n'existe pas, un point c'est tout.

« — Que vais-je faire, moi maître d'école, pour suivre vos conseils ? »

Répandre ces notions d'hygiène que nous avons résumées, exiger les soins de la bouche et des dents : voilà pour la prévention.

Mans. Un cabinet dentaire est installé à l'infirmerie du 26e d'artillerie et fonctionnera tous les jours de 8 heures à 10 heures et de 2 heures à 4 heures.

Pour les autres places, elles sont divisées en quatre secteurs de deux garnisons chacune et seront visitées alternativement par les quatre autres diplômés, de façon que les places les moins favorisées aient au moins une fois par semaine la visite des dentistes. (*La France Militaire*. Novembre 1909).

Nice et le département des Alpes-Maritimes sont les premiers en France à avoir possédé une clinique dentaire scolaire gratuite. L'honneur en revient à M. l'Inspecteur d'Académie Jombert, à l'ancien maire de Nice, M. Sauvan, à M. le préfet de Joly qui ont bien voulu donner à l'auteur les autorisations désirables.

(1) A propos des écoles, M. Briand a fait approuver l'idée de demande d'un projet de loi organisant l'inspection médicale des écoles.

Conseil des Ministres du 27 Novembre 1909.

C'est le moment où jamais d'y joindre un projet de loi organisant l'inspection dentaire des écoles !

Donner quelques conseils d'urgence, envoyer vos petits malades à la clinique du jeudi en attendant que vous ayez convaincu la famille de mener son enfant chez le dentiste le plus proche. Si vous êtes à la campagne envoyez-les chez le médecin (1) à défaut de dentiste.

Que sont donc les premiers soins à la portée de tous, que l'on peut donner à une dent malade ? Ils sont très peu nombreux malheureusement et il faut toujours les considérer comme tout à fait provisoires.

S'agit-il d'une fracture de la dent ? Il n'y a rien à faire que toucher la gencive à la teinture d'iode deux ou trois jours de suite pour éviter les conséquences du traumatisme et insister sur les bains de bouche antiseptiques pour désinfecter la cavité buccale.

La dent est-elle légèrement luxée, déviée de sa position normale ? Mêmes indications thérapeutiques après avoir redressé l'organe sans brutalité, le plus lentement possible pour ne pas rompre les connexions grâces auxquelles il pourra peut-être reprendre sa vitalité.

---

(1) Encore faudrait-il que les médecins eussent quelques connaissances, non pas spéciales, mais seulement anatomiques sur les dents, et que, puisqu'ils ne peuvent être appelés que pour pratiquer l'extraction, ils connaissent au moins cette partie de la technique. Or, *dans aucun ouvrage de pathologie*, il n'est question des maladies des dents ; les pages des traités d'anatomie concernant ces organes demeurent vierges de toute lecture, car *jamais* l'attention de l'étudiant n'est attirée sur elles, *jamais* un cours d'anatomie n'a trait à elles, *jamais* une question n'est posée à leur sujet dans aucun examen.

Pour tous les cas de caries, la première chose à faire est de recommander des soins tout particuliers de la bouche : c'est par l'antisepsie de la cavité buccale que l'on évitera extension et complication de la maladie.

A moins d'être spécialiste, on ne peut rien directement contre la carie : on peut seulement en atténuer les effets, en empêcher l'extension, la propagation aux organes sains encore.

C'est déjà beaucoup, c'est énorme si l'on songe, qu'en outre, de simples précautions d'hygiène faciliteront considérablement la tâche du dentiste qui ne doit et ne peut intervenir que dans un milieu sain et stérile autant que possible.

Par conséquent, d'une façon générale, faites la part du feu et, dans une bouche où la carie vient de se révéler, ne touchez pas à la dent, faites de l'antisepsie par des soins fréquents — gargarismes, bains de bouche, brossage des interstices dentaires. Puis le plus tôt possible présentez le malade au dentiste inspecteur et au dentiste traitant. Toutefois, vous, maître d'école, pouvez et devez donner quelque soulagement à vos bambins quand ils souffrent, c'est-à-dire quand ils sont atteints de carie douloureuse, 2e, 3e, 4e degré et complications.

Pourquoi une carie du 2e degré fait-elle souffrir ?

Parce que la dentition sensible est exposée aux agents extérieurs : vous pouvez donc atténuer les douleurs en la dérobant à leur action ; pour cela, avec des petits tampons de coton, nettoyez autant que possible la cavité et laissez en place un tampon iodé sans le tasser ; recouvrez-le d'un coton imbibé de collodion : même s'il s'agit d'une face triturante, il n'y a pas de raison pour que les souffrances continuent et dans le cas contraire leur durée sera limitée aux heures de mastication.

Renouvelez ce tampon deux ou trois fois dans la semaine ; vous pouvez également combattre les progrès de la carie dans la cavité même en plaçant au fond un petit tampon de coton imbibé d'un antiseptique *qui sera toujours une essence*, l'essence de girofle par exemple. Recouvrir d'un tampon imbibé de collodion.

Dans le 3e degré, il faut calmer la douleur ; c'est ce que demande le malade ; mais nous avons vu que les causes de la souffrance sont très variées et par conséquent le résultat toujours douteux.

D'une façon générale, il faut empêcher que la pulpe puisse entrer en contact avec l'air extérieur. Donc désinfecter la cavité en la débarrassant avec beaucoup de précautions et de soins des débris qu'elle renferme. Ensuite effectuer la même opération que pour le 2e degré, mais surtout éviter de tasser le tampon pour ne pas comprimer la pulpe ; on évitera ainsi le retour de nouvelles crises.

Pour calmer la crise elle-même, on pourra utiliser une des mixtures dont nous avons parlé et qui, bien que plus ou moins infidèles peuvent rendre de sérieux services. Nous employons assez couramment une mixture ainsi composée :

Chlorhydrate de cocaïne......	0 gr. 50
Teinture de benjoin.........	4 gr.
Chloroforme.................	4 gr.
Teinture d'opium............	2 gr.

Appliquer un petit tampon d'ouate imbibé de cette mixture sur le point visible de la pulpe dénudée et le recouvrir d'un tampon sec.

Un badigeonnage de la gencive à la teinture d'iode complétera ce traitement d'urgence, qui sera momentané, car il faut le plus tôt possible, mener l'enfant chez le dentiste : de la précocité du traitement dépendra son efficacité.

Nous voici arrivés au 4e degré ; la dent est morte et n'agit que comme corps étranger et comme foyer d'infection.

Soins de la bouche répétés ; toucher la cavité ou le chicot à la teinture d'iode pour éviter l'arthrite et ses complications ; conduire l'enfant au dentiste traitant qui jugera de l'opportunité de l'extraction ou de celle d'un traitement conservateur. Mais si des complications sont intervenues, il ne faut pas attendre. Le médecin le plus proche interviendra dans un cas de fluxion (1) ou d'abcès ; il incisera ce dernier dès sa formation. On évitera ainsi que le pus fuse à tort et à travers dans les tissus environnants

---

(1) Au début d'une fluxion une très bonne formule est la suivante :

Iodure de potassium.....	10 grammes
Eau de laurier cerise.....	50 grammes
Eau chloroformée.	130 grammes
Eau stérélisée...........	300 grammes

pour gargarismes tièdes, calmant et pouvant faire disparaître l'œdème,

Le traitement d'urgence est toujours le même : désinfection de la cavité buccale, bain de bouche *très chaud.*

Il est indiqué dans le cas d'abcés alvéolaire, qui se développe presque toujours sur la face externe de la gencive, de hâter son évolution et de calmer les douleurs qu'il provoque en employant le procédé suivant, facile et à la portée de tous : faire bouillir dans un litre d'eau deux têtes de pavots et vingt grammes environ de racine de guimauve, le tout concassé en menus morceaux. Faire réduire de moitié, jusqu'à ce que la consistance du liquide devienne sirupeuse ; passer dans un linge fin.

Tremper dans cette mixture un tampon allongé de coton hydrophile et le placer dans le vestibule, c'est-à-dire entre les arcades dentaires et la joue en l'appliquant sur la région malade. Conserver cette manière de cataplasme le plus longtemps possible, c'est-à-dire jusqu'à refroidissement et le renouveler autant qu'il sera nécessaire.

Et puis c'est tout. Ces quelques procédés sont en somme plutôt des sédatifs momentanés ; ils traitent le symptôme, non la cause et par conséquent ne conjurent pas le danger.

Le dentiste seul peut intervenir efficacement et c'est à lui qu'il faut s'adresser.

De tout ce que nous avons dit, il faut surtout retenir qu'il vaut mieux prévenir que guérir. Le rôle de précaution sera rempli par le dentiste inspecteur.., quand i existera partout.

Mais je vous entends :

« Vous me dites d'aller chez le dentiste ?

« Que va t-il me faire ?

« Comment me soignera-t-il et me guérira-t-il? Avant de se confier à quelqu'un, il est bon de savoir ce qu'il va faire de vous ! » Votre curiosité est légitime et nous allons la satisfaire en allant faire un tour avec vous chez notre praticien.

Pour faciliter les pansements par le maître d'école, nous avons créé une trousse dentaire d'urgence.

Elle est extrêmement simple et se compose d'une curette pour nettoyer les cavités, d'une poire pour laver à l'eau tiède les débris encombrant les caries, d'une pince pour saisir les cotons et deux flacons.

Le flacon A contient le médicament qui doit imbiber un premier tampon.

Le flacon B est rempli de collodion qui, porté à l'aide d'un deuxième tampon de ouate enfermera hermétiquement le pansement dans la cavité.

Une instruction détaillée et illustrée accompagne chaque trousse.

DIX-HUITIÈME LEÇON

CHEZ LE DENTISTE

Le premier effet bienfaisant d'une visite chez le dentiste, c'est le soulagement immédiat. Le praticien excerce souvent son action au delà des limites de son cabinet. Combien de fois n'arrive-t-il pas que, parti de chez lui avec une pulpite atrocement douloureuse, le patient est instantanément guéri au moment de tirer la sonnette du praticien ?

Il s'agit là d'un phénomène difficilement explicable, mais dont la réalité ne peut être contestée. Ou plutôt, il s'explique par la peur éprouvée par le malade, et l'on peut penser que dans certains cas de pulpite dues à l'étranglement de l'organe vital dans l'orifice de la chambre pulpaire entr'ouverte il se produit, par anémie brusque de tissus, une décongestion immédiate et instantanée de la pulpe ainsi engagée, décongestion suivie naturellement de la cessation extemporanée des symptômes douloureux.

En effet, à côté de la négligence qui joue un grand rôle dans la mise à l'écart du dentiste par son patient éventuel, il y a la peur qui annihile beaucoup de bonnes volontés.

Et il faut dire qu'il fut un temps où ces sentiments

affectifs étaient certainement justifiés (1).

Sans doute des praticiens éminents ont de tout temps excercé l'art dentaire, mais avant 1892, l'exercice de cette profession était libre. Ce dentiste était parfois un individu quelconque : on s'installait dentiste comme, de nos jours, on peut encore s'installer épicier ou marchand de vins, on mettait une plaque sur sa porte et à grand renfort de réclame, on s'efforçait d'attirer la clientèle, on faisait des promesses fallacieuses ; (2) on enlevait les dents sans dou-

---

(1) Le dentiste fut longtemps un être très pittoresque et il a tenté les plus grands peintres : au Musée de Dresde, il existe trois peintures le représentant : la première est de Gérard Houthorst. Le patient, paysan au visage barbu est assis sur un fauteuil. Le dentiste, praticien à grande barbe et à longs cheveux se penche en souriant vers son client.

La seconde est de Gérard Dov. L'opérateur, placé près d'une fenêtre montre au public, comme un témoignage de sa dextérité, la dent qu'il vient d'arracher. Gérard Dov a traité plusieurs fois le même sujet, notemment dans un petit tableau du Louvre qui porte le titre d'*Arracheur de Dents* Une autre composition qui figurait au Louvre sous le premier empire et qui en a été retirée en 1815, représente un dentiste en train d'examiner la mâchoire d'un paysan

La troisième est de David Téniers. Le praticien assis dans un fauteuil, tient à la main un instrument au bout duquel est la dent qu'il vient d'extirper à un jeune homme. Il existe deux autres compositions analogues de Téniers. Nous citerons encore, sur le même sujet, un tableau d'Isaac von Ostade : *Le Dentiste de village,* qui est au Musée du Belvédère, à Vienne (D. L.)

(2) « Il en est passé un, il y a deux ans, ...avec un petit âne... il vous nouait votre dent avec une ficelle qu'il attachait à la croupe de son âne.. .. Il tirait un coup de pistolet..... pan !... l'âne partait et vous étiez soulagé. »

LABICHE, *La Cagnotte.*

leur. et l'expression « mentir comme un arracheur de dents » vient tout entière de cette époque.

A côté du dentiste honnête, excerçant noblement sa profession, d'autres artisans, multiples, la faisaient décrier partout.

Il n'y avait chez eux aucun traitement des maladies des dents : c'était l'extraction, pratiquée à tort et à travers avec des instruments variés, passant de bouche en bouche, sans aucune espèce de précaution de propreté.

Et l'on conçoit que les malheureux malades ne pouvaient se résoudre à subir ses interventions brutales et mal réglées que poussés par la souffrance et décidés à tout plutôt que souffrir plus longtemps les tortures que leur infligeait la carie dentaire.

Il n'en est plus ainsi aujourd'hui et puisque nous sommes arrivés à la porte du vrai praticien, franchissons-en le seuil et voyons à qui nous avons affaire.

Le dentiste moderne est un homme instruit, devant connaître à fond les organes qu'il traite. Il en a suivi l'évolution ; il en a vu les tares ; il en a étudié les maladies. Jeune encore, il s'est lancé dans la pratique avec un bagage scientifique souvent considérable : il applique toutes les règles de l'hygiène ; il est au courant des découvertes successives de la science.

C'est un homme du monde ; il a conscience de la grandeur de sa tâche et, à côté du praticien éclairé, il y a en lui l'homme imbu de ses devoirs et de ses responsabilités.

En outre il y a également en lui un délicat ouvrier ; les mois, les années passés dans le laboratoire, en ont fait un artisan habile ; le travail de l'or, du platine, de la porcelaine n'ont pas pour lui de secret et les pièces qui sortent de son atelier sont des chefs-d'œuvre de précision mécanique et d'art véritable.

Toutes les opérations qu'il effectue dans son cabinet sont indolores, depuis que l'anesthésie générale ou locale a supprimé la souffrance; tous les instruments qu'il utilise, autant de bijoux qui frappent le malade lorsqu'il les aperçoit, brillent d'un éclat réconfortant et sont soigneusement désinfectés après chaque utilisation.

Le praticien calme, guérit, restaure et remplace les organes dentaires. Confiez vous donc à ses mains expertes : en quelques instants, il vous aura mis à l'abri de tous les dangers que nous avons signalés, il vous aura rendu l'usage des dents dont vous ne pouvez pas vous passer sans péril grave pour votre santé générale.

Vous voilà confortablement assis dans le grand fauteuil du dentiste moderne ; après un examen attentif et rapide de votre bouche, il va vous dire ce qu'il doit vous faire et vous indiquer comment vous devez l'aider dans sa tâche.

S'agit-il d'un enfant présentant une anomalie de nombre, d'arrangement, de direction, d'éruption, il interviendra avec sagacité et précision.

Tel visage présentant un aspect vicié par la déformation du maxillaire va reprendre un profil esthétique et normal ; telle mâchoire, dont il semble que les éléments aient été semés au hasard, va recouvrer une forme correcte en même temps qu'une utilisation parfaite.

Cette faculté de corriger la nature, de la ramener à

l'observation des lois qu'elle a elle-même édictées constitue peut-être la partie la plus intéressante et la plus belle de l'art dentaire. C'est elle que l'on désigne sous le nom barbare d'orthodontie : elle constitue la pratique des redressements ; cette science, toute française, a été poussée très loin en Amérique où certains dentistes s'y consacrent exclusivement ; elle a ensuite repassé l'Atlantique et a atteint chez nous un degré de perfectionnement remarquable.

Or pour quiconque a suivi le cours de notre exposé, pour quiconque a lu et médité les leçons qui précèdent, il est facile de comprendre l'importance d'un art, qui, rendant la correction aux visages, rétablit l'ordre et les fontions des dents, écarte les causes prédisposantes de la carie dentaire et les met, à l'aide de l'hygiène, à l'abri de la destruction et de la mort.

L'orthodontie c'est la prévention des maladies locales et générales, c'est la science à laquelle le dentiste aura recours surtout dans les écoles et toutes les fois qu'on lui amènera un enfant déshérité de la nature.

Un accident a-t-il provoqué la fracture ou la luxation d'une ou de plusieurs dents, les effets du traumatisme seront réduits au minimum par le praticien ; bien souvent des dents luxées reprendront, pour peu que l'intervention soit précoce, leur place dans les alvéoles et leur consolidation leur rendra de nouveau rôle dans la mastication.

Mais, si la carie a déjà attaqué la denture, le dentiste doit alors accomplir une œuvre de salubrité et de réparation. Ces petites caries du premier degré qui passent toujours inaperçues parce qu'on n'examine pas régulièrement la bouche des enfants et qui sont si graves et si importantes à connaître puisqu'elles décèlent l'invasion de la mâchoire par la flore microbienne, ces petites caries ne sont qu'un jeu pour l'opérateur : un léger coup de meule, quelques frottements de lime,suivis d'un polissage et voilà la maladie conjurée, anéantie.

Le dentiste poursuit l'infection dans ses réduits les plus retranchés ; la délicatesse de ses instruments, la puissance des antiseptiques sans danger dont il dispose, lui permettent de s'attaquer avec succès à tous les microbes.

Et cette méthode néfaste de l'extraction systématique des organes atteints par la carie dentaire a complétement disparu. Le dentiste est devenu conservateur et l'on peut dire qu'il n'y a pas une dent qui soit pour lui irrémédiablement condamnée ; par conséquent il ne se décide à priver la bouche d'un organe utile que lorsque des complications rendent vaine toute tentative de traitement (1).

Le premier rôle du dentiste est de combattre l'infec-

---

(1) L'extraction est indiquée dans les cas suivants :

Dents permanentes. — 1° Dent chez laquelle la carie a fait de tels ravages qu'il est impossible de procéder à la restauration par les méthodes en usage.

2° Complications de la carie n'ayant pas cédé au traitement : abcès alvéolaire récidivant, fistule, névralgie, persistante, sinusite rebelle et prenant son point d'origine au niveau d'une racine en mauvais état, phlegmon diffus, kystes radiculaires, etc.

3° Pyorrhée alvéolaire lorsque l'affection est généralisée, très avancée, et que les alvéoles sont devenues de véritables réservoirs de pus.

tion ; puis, lorsqu'il s'est rendu maître de cette infection, il doit réparer les pertes de substance ; il rend aux dents leur forme première en même temps que leurs usages ; et les procédés dont il dispose sont infiniment nombreux pour réaliser ce prodige ; les progrès constants de l'art dentaire lui fournissent chaque jour de nouvelles substances grâce auxquelles cette restauration des dents devient de plus en plus parfaite et invisible.

Si l'organe ne présente qu'une perte de substance de peu d'étendue,après avoir débarrassé la cavité de tous les produits organiques et septiques qu'elle contient, après avoir retiré tout le tissu malade qui contient les germes de l'affection, il comble la cavité ainsi formée : cela s'appelle l'obturation.

4° Tumeurs de la gencive, et notamment épulis qui ne peuvent être détruites que par la résection du bord alvéolaire et par suite l'ablation des dents correspondantes.

5° Dent de sagesse ayant une éruption vicieuse provoquant du trismus de la mâchoire et autres accidents ;

6° Correction des anomalies dentaires ne relevant que de ce traitement : extraction des dents malades ou saines pour faciliter le redressement et la régularisation des arcades. On doit se montrer circonspect dans ce genre d'interventions.

7° Dents fracturées profondément, la racine elle-même étant atteinte et aucun traitement conservateur ne pouvant être tenté.

Dents temporaires. — Les indications sont les mêmes pour ce qui concerne leur carie ou leur fracture. On procèdera en outre à leur extraction : 1° Lorsque par leur présence elles entraveront l'éruption normale des dents permanentes correspondantes ; il ne faut pratiquer celle-ci qu'après s'être assuré de la présence de celles-là dans l'alvéole.

2° Lorsque les dents permanentes correspondantes auront fait leur éruption en dehors de l'arcade dentaire occupée par la dent de lait et que l'extraction de celle-ci devient indispensable

Il réalise cette opération en fixant dans la dent des substances extrêmement résistantes, *ciment*, *amalgame*, *or*, — celle-ci plastique et se prêtant à la conformation de la cavité — *porcelaine*, cette dernière non plastique préparée par petits blocs conformés de façon à s'adapter exactement aux parois destinés à les contenir.

La carie a-t-elle détruit toute la couronne ; cette partie de la dent est refaite entièrement et recouverte d'une plaque d'or reproduisant exactement toute la partie supragingivale des dents, ou encore une dent artificielle est insérée dans la racine et remplace l'organe absent. Beaucoup de praticiens arrivent même à reconstituer des parties cariées de racines et à monter sur elles des organes artificiels.

---

pour que la dent permanente puisse reprendre sa situation sur l'arcade.

Il n'y a pas de contre-indications véritables à l'extraction lorsque l'une des causes que nous venons d'énumérer rend nécessaire l'extraction d'une dent, il n'y a pas d'état permanent ou passager du sujet qui s'oppose véritablement à cette extraction.

Néammoins, on se dispensera, si faire se peut, d'exécuter une extraction au début ou à la fin d'une grossesse, ou encore pendant la période menstruelle. La lactation n'est pas un obstacle chez les femmes dont le tempérament n'est pas très nerveux ; on s'entourera de précautions dans le cas contraire.

Quant au cas pathologique qui pourrait s'opposer à l'opération, il n'en existe pas. L'hémophilie n'est un obstacle à l'extraction que par suite des conséquences qu'elle entraîne : les hémorragies sont maintenant jugulées assez facilement. D'ailleurs l'opérateur ne s'aperçoit guère que son malade est hémophile que lorsque l'opération est terminée,en présence des difficultés qu'il éprouve à tarir l'écoulement sanguin. Néammoins si on suppose ou qu'on sache un sujet hémophilique, on ne pratiquera l'extraction qu'après que tous les moyens thérapeutiques pour sauver la dent malade auront été employés.

Enfin deux ou plusieurs organes sont-ils absents ? Une nouvelle branche vient offrir ses ressources au dentiste ; c'est la prothèse ou l'art de remplacer un organe absent à l'aide d'appareils ou de substances n'appartenant pas à l'organisme intéressé. Et voilà les appareils dentaires, représentant tout ou partie des arcades dentaires qui font leur apparition. Nous assistons à la reconstitution de la fonction mastication.

Science exclusivement dentaire, la prothèse a fait de tels progrès qu'elle a dépassé les limites de son berceau et qu'elle joue maintenant un rôle considérable dans la chirurgie générale ; par les procédés dentaires, on remplace une partie des maxillaires inférieurs et supérieurs, on reconstitue la boîte cranienne chez les trépanés, on fabrique des lèvres (1), des nez artificiels, des paupières, des oreilles, des langues, des voiles du palais et jusqu'à des larynx qui parlent et des œsophages qui conduisent les aliments à l'estomac.

On fait des faux bras, des fausses articulations qui, permettant d'intercaler une partie artificielle sur la lon-

---

(1) « Après avoir déterminé la forme de la lèvre, on établit celle-ci en caoutchouc mou très mince, surtout dans les parties constituant le bord libre qui doit être le plus mobile. La base de la lèvre en caoutchouc dur présente un petit orifice par lequel on gonfle la cavité avec de l'eau, sans la remplir complètement, mais en laisssnt très peu de vide ; grâce à cette disposition, une pression exercée par un point de la lèvre, refoule le liquide fait gonfler les parties voisines, donne par conséquent une forme autre et les déformations très diverses communiquent aux lèvres l'apparence de la vie. » (Martin Cl.)

gueur d'un membre lésé, conservent à ce membre ses fonctions. Devant les merveilles de la prothèse l'esprit demeure stupide et les progrès de cette science légitiment les plus grandes espérances pour l'avenir.

Honneur donc au dentiste qui l'a conçue et réalisée.

Il y a beaucoup de gens qui répugnent de porter des appareils buccaux, les uns parce qu'ils ne veulent pas admettre dans leur bouche ce qu'ils considèrent comme des corps étrangers, les autres parce qu'ils trouvent que leur emploi est malpropre.

Vous qui nous écoutez, vous à qui seront enseignées les notions que nous avons résumées au cours de nos leçons vous n'aurez pas le premier de ces préjugés.

Quel que soit le procédé employé pour rendre à un organisme une fonction primordiale disparue, on doit l'utiliser sans arrière-pensée. Si au début du port d'un appareil de prothèse on éprouve quelque gêne et quelque difficulté, ces inconvénients disparaissent vite par l'usage et on s'habituera plus facilement au contact d'une plaque de caoutchouc sur la voûte palatine, qu'au port de chaussures trop étroites ou d'un corset trop serré qui, en déformant l'organisme et en l'exposant à toutes les affections, donnent en même temps au sujet qui les supporte une attitude souvent d'autant plus ridicule qu'il la voudrait avoir plus esthétique ; en outre le port de l'appareil dentaire est utile et prévient au contraire bien des maladies. De plus, les progrès de l'art dentaire permettent de confectionner aujourd'hui des pièces dites « à pont » dont la gêne est *nulle*, la résistance absolue et l'esthétique parfaite : ce sont des appareils inamovibles.

La seconde objection ne tient pas debout : si nous avons tous connu des gens qui ne nettoient jamais leurs appareils de prothèse, si la littérature rapporte — et si nous avons vu personnellement — des cas où il fallait de véritables opérations pour extraire des dentiers laissés en place depuis quatorze, vingt et vingt-deux ans, la plupart des porteurs d'appareils savent que ceux-ci doivent être retirés de la bouche, nettoyés à la brosse, deux fois par jour ; d'ailleurs les appareils inamovibles sont constitués de telle façon que les simples nettoyages que nous avons recommandés suffisent pour leur rendre quotidiennement leur asepsie première.

Vous savez maintenant ce que le dentiste peut faire, vous comprenez l'importance de son intervention ; vous vous rendrez chez lui ; vous présenterez vos enfants à l'inspection sans aucune arrière-pensée qui ne saurait se justifier. Toutes les opérations dentaires peuvent être effectuées d'une façon absolument indolore : on endort la souffrance pendant leur exécution. L'anesthésie a fait de tels progrès qu'il existe aujourd'hui un nombre considérable de produits permettant de produire l'insensibilisation absolue des régions dans lesquelles il y a lieu d'intervenir, sans faire courir au malade le moindre danger et sans porter atteinte à la vitalité des tissus avec lesquels ces produits sont mis en rapport.

La question qui arrête encore beaucoup de gens est une question purement matérielle. Il est certain que la nécessité démontrée des soins dentaires donnés par le dentiste constituera une nouvelle charge pour le budget de la commune et de la famille. Mais cette considération si importante qu'elle soit doit tomber devant les bénéfices éloignés qui résultent d'un tel placement.

(Pour les indigents un grand pas a été fait dans ce sens dans les écoles des Alpes-Maritimes : l'inspection de tous et le traitement des bouches des enfants indigents sont absolument gratuits pour les bénéficiaires).

Enfin si l'on veut considérer que la négligence des soins de la bouche entraine avec elle des maladies variées, des périodes d'incapacité complète de travail plus ou moins longues, une moindre assiduité dans ce travail à d'autres moments et par conséquent un rendement moindre ; si d'autre part on étudie les suites lointaines de cette négligence, cette considération matérielle deviendra tout à fait secondaire.

Mettez d'un côté les frais de médicaments, les journées perdues, les forces vives perdues également pour la société de demain ; de l'autre côté, les frais nécessités par l'organisation de l'inspection et des soins dentaires dans les écoles, le premier plateau ne sera-t-il plus chargé et l'expérience ne prouvera-t-elle pas l'excellence de notre thèse ?

Allez donc chez le dentiste : mettez en pratique les règles d'hygiène que nous avons formulées : tous et toutes, vous vous en trouverez bien ; votre santé sera florissante ; vous aurez le courage au travail, le cœur à la besogne, la confiance en l'avenir ; vous aurez permis au praticien d'utiliser les réserves de dévouement désintéressé qu'il porte en lui ; vous aurez inconsciemment contribué — en en tirant des avantages individuels — à la prospérité de la société de demain ; vous aurez donné au modeste dentiste l'occasion de prouver qu'il est, et ce qu'il veut être, un bienfaiteur de la famille et de l'humanité.

DIX-NEUVIÈME LEÇON

LES MALADIES DE LA BOUCHE

A côté des maladies des dents, on peut, en inspectant la bouche, découvrir des affections d'une gravité plus ou moins considérable, locales ou générales. Il y a longtemps que l'on a dit que la langue était le miroir de l'estomac ; il est mieux de dire que la bouche est le miroir de l'organisme.

Voyons donc, aussi succintement que possible, les conclusions que tout maître d'école, que tout observateur soucieux de la santé des siens doit tirer d'un examen rapide de la bouche.

Les lèvres d'abord, normalement, doivent rester rapprochées, la respiration devant se faire toujours par le nez ; mais chez certains enfants, elles sont entr'ouvertes ce qui indique une obstruction partielle ou totale des voies nasales, comme cela se présente dans les rhumes de cerveau, et chez les sujets porteurs de végétations adénoïdes.

D'autres fois, la lèvre supérieure épaisse dépassera la lèvre inférieure, c'est un stigmate de la scrofule : ces deux aspects méritent d'être signalés car ils impliquent la nécessité d'un traitement diathésique pour remédier aux tares offertes par le sujet (1). Un enfant présente assez fréquemment des petites vésicules, au niveau de la lèvre supérieure, qui se déssèchent par la suite et sont remplacées par des petites croûtes jaunâtres et adhérentes.

D'autres fois on trouve autour de la bouche des petites pustules qui forment notamment au-dessous des narines un placard allongé, ou bien, au niveau des commissures, des fissures sans cesse entretenues par les mouvements (2) ; dans l'ordre on a à faire à l'herpès et et à l'eczéma suintant, indices de troubles généraux importants à combattre ; nous avons dit le danger du clou de la lèvre, d'où nécessité d'intervenir rapidement dans son évolution.

Examinant la bouche, nous nous trouvons en présence d'une muqueuse étendue, dont les caractères nous donneront d'utiles indications sur l'état de santé de notre sujet.

---

(1) Nous ne passons en revue dans cette étude si intéressante de la seméïologie que les aspects courants de certaines affections et laissant volontairement de côté les vices de conformation, et les maladies qui n'offrent pas d'intérêt pour le sujet qui nous occupe.

(2) C'est la *perlèche ou bridaux*, maladie contagieuse et épidémique, se transmettant par les gobelets, les bouteilles, etc. L'enfant éprouve tant de démangeaisons qu'il passe sans cesse la langue sur les lèvres ; il se *pourlèche*, d'où le nom de la maladie.

Sous l'influence de causes multiples cette muqueuse est fréquemment altérée ; ses lésions inflammatoires sont décrites dans les ouvrages spéciaux sous le nom de stomatites (1) ; elles sont d'autant plus intéressantes que beaucoup d'entr'elles coïncident avec les périodes d'éruptions dentaires, que d'autres sont le résultat d'altérations dentaires (carie, tartre, dents déviées, chicots, etc.).

A côté de ces altérations, il est très important pour nous de *signaler* les éruptions dont la muqueuse buccale peut être le siège.

---

(1) **STOMATITES.**

(1) STOMATITES.	Aiguës ...	simple, érythémateuse ou catarrhale. Ulcéreuse. Gangréneuse ou noma.
	Chroniques	Fongueuse ou hypertrophique.
	Traumatiques..	Gingivo stomatite tartrique. Gingivo stomatite des femmes. Gingivo stomatite professionnelle.
	Toxiques inorganiques....	Mercurielle. Saturnine. Cuprique, bismuthique, iodique, phosphorique, argyrique, etc,
	Organiques	Dues à la fuchsine, ou jaborandi.
	Spécifiques	Aphteuse. Crémeuse : muguet. Ulcéro membraneuse. Scorbutique. Syphilitique. Tuberculeuse. Diphtérique. Gingivite des femmes enceintes.

« Toutes les fièvres éruptives viennent irriter la muqueuse et c'est quelquefois là qu'elles apparaissent tout d'abord : un piqueté rouge, serré, apparait notamment sur le voile du palais avant que *la rougeole* n'ait encore signalé son existence par des signes extérieurs ; — dans *la variole*, c'est un semis de papules rouges se vésiculant devenant putrides, s'ouvrant et se recouvrant de croûtes ou de pseudo-membranes ; elles envahissent le voile du palais, mais aussi les joues, les lèvres, la langue ; — c'est surtout ce dernier organe que la scarlatine affecte, en lui donnant un aspect rouge framboisé caractérisque qui est également celui de la muqueuse labiale ou jugale dans cette pyrexie. — Les phlyctènes, bientôt ouvertes et recouvertes d'un enduit grisâtre, feront penser à l'érysipèle ou à une brûlure du deuxième degré. — L'herpès, signalé aux lèvres, pourra envahir la muqueuse donnant naissance à une stomatite spéciale, la *stomatite herpétique* » (Godon et Friteau).

Nous ne passerons en revue que les principales stomatites, celles que l'on rencontre chez les enfants à l'école.

La *stomatite catarrhale* se rencontre chez un enfant en cours d'éruption dentaire ou encore chez un constipé : « le malade accuse de la douleur daus les mouvements des joues et de la langue ; la mastication et la déglutition sont gênées, les liquides trop chauds ou trop froids sont mal supportés ; il y a une réelle dysphagie buccale ; la parole est pénible ; il existe une abolition du goût ; les sensations gustatives ne sont plus différenciées ; il persiste un goût fade ou une amertume constante dans la bouche, l'haleine est un peu forte, surtout le matin au réveil ». (J. TEISSIER et ROQUE).

Plus grave est la *stomatite gangréneuse* ou gangrène de la bouche que l'on ne rencontre d'ailleurs que chez des enfants mal soignés et plus ou moins débilités. La stomatite simple peut passer à l'état chronique par suite du manque de soins ; elle s'accompagne généralement de *gingivite tartrique :* gencives gonflées, rouges, enflammées au niveau de dents recouvertes de tartre ; il n'est pas nécessaire d'ailleurs qu'il y ait beaucoup de tartre, celui-ci provoquant des accidents dès qu'il pénètre entre la gencive et la dent en décollant la muqueuse.

Plus souvent, on rencontre chez l'enfant des aphtes ou du muguet. Les *aphtes* siègent à l'union de la gencive et de la lèvre, sous la forme d'une petite tâche rouge au milieu de laquelle on remarque une petite vésicule blanche, grosse comme une tête d'épingle ; il y a un plus ou moins grand nombre de ces taches.

Le muguet se trouve chez les débilités ; la bouche d'abord rouge ne tarde pas à présenter une multitude de petites tâches très blanches comme si on l'avait saupoudrée de sucre en poudre ; il y a par place des amas de ces petits grains ressemblant à des dépôts de lait caillé ou de fromage à la crème ; il y a généralement altération de l'état général.

Toutes les plaies de la bouche guérissent généralement vite ; mais elles peuvent être dangereuses, d'abord par l'hémorrhagie qui les accompagne ; ensuite par l'infection rapide à laquelle elles sont sujettes et qui peut laisser après elle une *stomatite ulcéreuse* ou ulcéro-membraneûse très rebelle et affectant souvent l'état général.

C'est en observant la langue d'un enfant que l'on aura des indications précieuses sur sa santé. Normalement la langue est très mobile, présente une couleur rose pâle uniformément répandue ; elle est humide sans exagération, est le siège de la sensibilité spéciale du goût. Elle peut être affectée dans ces divers caractères ; mais il faut en premier lieu écarter une cause d'erreur fréquente chez les enfants : c'est la coloration que peut prendre la langue après l'ingestion de certaines substances ayant séjourné plus ou moins longtemps dans la bouche : coloration brune (tabac, noix, chocolat) jaune (landanum) noir (encre, etc., etc.) il suffit d'être prévénu de la possibilité de cette erreur pour éviter de la commettre. La langue est rouge, piquetée dans la scartatine ; elle est sèche, pointue, bordée d'un liseré rouge dans les maladies infectieuses ; elle est au contraire étalée, porte l'empreinte des dents sur ses bords et est recouverte d'un enduit blanc jaunâtre plus ou moins épais dans l'embarras gastrique.

Il existe un très grand nombre d'ulcérations de la langue et de tumeurs sur lesquelles nous ne nous arrêterons pas, parce qu'elles sont rares chez l'enfant ; nous signalons seulement les ulcérations siègeant au niveau du frein ; on les rencontre à la suite de certains rhumes accompagnés de quinte de toux et plus fréquemment encore dans la coqueluche ; parfois cette ulcération prend la forme d'une « excroissance végétante, saillante, des dimensions d'une pièce de vingt ou cinquante centimes recouverte d'un exsudat blanchâtre d'aspect diphtéroïde. » (1) Cette ulcération constitue la maladie de Riga fréquente dans le sud de l'Italie et souvent rencontrée dans le sud de la France (2).

Enfin un examen rapide de la bouche permettra de voir en même temps l'arrière bouche ou pharynx, il sera très important de se rendre compte de l'état des amygdales où viennent se localiser tant d'affections réunies sous

---

(1) Brun, presse médicale 1895.

(2) Au sujet du frein de la langue, il importe de détruire ici un préjugé ridicule qui consiste à répandre la notion que le frein de la langue peut être trop court, s'insérer trop près de la pointe de l'organe et empêcher par suite la succion d'abord, l'élocution plus tard. Une croyance populaire veut que l'accoucheur, en passant son doigt dans la bouche du nouveau-né « coupe le filet » alors qu'il ne fait que débarrasser la cavité buccale des mucosités qu'elle peut renfermer. Beaucoup de sages femmes encore à l'heure actuelle, par suite d'une abérration inconcevable, pratiquent dans les quelques jours qui suivent la naissance la section d'une partie du frein de la langue. Or cette opération doit être absolument rejetée pour les raisons suivantes : 1° *elle est inutile :* car jamais le frein n'est trop bref pour empêcher la succion ; il s'accomode rapidement aux besoins de la fonction ; lorsque la succion est difficile par suite de manque de mobilité de la langue, c'est plutôt qu'il y a adhérence plus ou moins complète de cet organe au plancher de la bouche. Mais cette anomalie est très rare et jamais suffisamment prononcée pour empêcher l'alimention.

2° *Elle est dangereuse :*

a) parce qu'elle ouvre une porte à l'infection ;

b) parce qu'elle peut s'accompagner d'une hémorrhagie grave et parfois mortelle.

le nom générique d'angines ; il y a angine lorsque les amygdales (1) sont gonflées, rouges, semées de points blancs ou recouvertes de placards blanchâtres, jaunâtres, gris sale, etc., etc.

Dans une école notamment, il importe dès qu'un enfant se plaint de la gorge d'examiner immédiatement celle-ci parce que ces affections sont extrêmement contagieuses.

L'angine rouge pourra faire craindre la scarlatine ; l'angine herpétique, pultacée, nécessite également le renvoi de l'enfant à la maison. Enfin l'angine à fausses membranes exige l'expulsion immédiate du petit malade : chez l'enfant en effet elle est presque toujours due à la diphtérie (2).

---

c) parce qu'on ne peut pas, vu la constitution histologique des tissus, limiter l'intervention et que tel débridement qu'on a voulu faire très léger peut s'étendre dans la suite et par conséquent provoquer une mobilité anormale de la langue, toujours sérieuse chez le nouveau né ; on a vu des bébés succomber pendant la nuit à l'asphyxie par la suite du relèvement *de la langue et de sa chute dans le pharynx. Donc si pour employer l'expression populaire,* « *la sage-femme qui a* coupé le filet de l'enfant n'a pas volé ses cinq sous », elle a fait une action inutile.

(1) Les amygdales doivent être examinés par la cavité buccale il est absolument inutile de se rendre compte de leur volume, comme on le fait trop souvent en explorant avec la pulpe des doigts les parties profondes de la région sous-maxillaire : les amygdales sont inaccessibles par cette voie.

(2) On sait que le *croup* n'est que l'extension de la diphtérie au larynx.

Ces quelques notions suffiront pour reconnaître bien des maladies plus ou moins graves ; leur connaissance fera du maître un auxiliaire précieux du médecin et un protecteur intelligent de la santé des êtres qui lui sont confiés ; ainsi les maladies seront prises à leur début, c'est-à-dire à temps. Par conséquent elles seront efficacement traitées et l'on préviendra les accidents mortels et les épidémies toujours si redoutables dans les communautés scolaires.

VINGTIÈME LEÇON

L'HYGIÈNE A L'ÉCOLE

Tout ce que nous avons dit concernant la prophylaxie individuelle et sociale des maladies des dents s'applique exactement à celle des maladies de la bouche, cela va de soi.

La première des conditions consiste à ce que l'enfant *mâche consciencieusement des aliments résistants*. Il faut ensuite éviter le séjour des bacilles dans la cavité buccale : les bains de bouche fréquents, les gargarismes, le nettoyage par la brosse des arcades dentaires réaliseront l'antisepsie relative désirable.

En outre on évitera par tous les moyens possibles la mise en commun de ce que possèdent les enfants : à chacun son bien, à chacun son gobelet, son assiette, sa cuiller et sa fourchette ; pas d'échanges entre Pierre et Paul ; pas d'embrassades, de caresses faites avec des mains douteuses.

L'hygiène buccale et l'hygiène générale ne font qu'un :

« **mains propres, ongles nettoyés, visage propre, dents propres et les maladies contagieuses se multiplieront difficilement.** »

Un enfant ne doit pas sortir sans avoir mangé ; c'est excessivement important ; il est démontré qu'il est facilement exposé aux affections de toute nature si l'estomac est vide.

De même, après le repas et, avant de sortir, non seulement l'intérieur, mais l'extérieur de la cavité buccale doivent être nettoyés ; la toilette des lèvres doit être faite ; ainsi, il ne restera pas autour de l'orifice buccal des substances grasses ou sucrées sur lesquelles se fixent si volontiers les innombrables bacilles contenus dans les poussières de l'air atmosphérique.

La pièce où les enfants se réunissent à l'heure du déjeuner ou de la collation sera fréquemment aérée ; le nettoyage en sera effectué longtemps avant le repas avec un balai humide, de façon à soulever le minimum de poussière, de façon aussi à ce que ces dernières ne se déposent pas sur les aliments des enfants.

Enfin tout aliment tombé ne devra pas être ramassé, sinon pour être jeté au lieu d'être porté à la bouche. Les instants consacrés aux repas ne seront employés qu'à cette occupation, etc., etc. Nous ne pourrions que répéter toutes les notions que nous avons semées au cours de ces leçons ; celle-ci devra en constituer un résumé général et formera une clôture toute naturelle à notre petit cours d'hygiène.

Tout enfant suspect sera immédiatement mis à l'écart et présenté au médecin ; il vaut mieux se tromper par excès de précaution que par négligence ou ignorance : le salut de tous dépend de la vigilance du maître — qui devra aussi, dans la mesure du possible, veiller à l'administration des remèdes ordonnés par le médecin dans certains cas, à des tempéraments lymphatiques et anémiés.

Il est certain que toutes nos recommandations vont sembler bien difficiles à suivre. Pourtant, à y bien réfléchir, elles sont élémentaires.

Les maîtres savent pratiquer l'hygiène à l'école.

Le matin, à l'arrivée des enfants, une rapide inspection permettra de s'assurer de l'état de propreté et de santé de chacun d'eux. Dans la journée, deux ou trois lavages des mains, un lavage de la bouche, c'est tout. Le soir, avant de leur donner la volée, quelques précautions et quelques recommandations aux écoliers ; pas de punitions, des récompenses à ceux qui les suivent ; les plus grands, instruits guideront les plus petits dans l'observation de ces règles élémentaires d'hygiène.

Nos instituteurs, nos institutrices ne ménagent pas leurs soins aux enfants qu'on leur confie : mais ils les donnent souvent par tradition plus que par science. Ils n'auront plus cette excuse : comprenant le pourquoi des choses, ayant l'explication de certaines règles qu'ils appliquent, ils sauront mieux les respecter eux-mêmes et les faire respecter, tant dans l'école même par leur exemple et leur vigilance qu'en dehors de l'école par leur bonne parole et leur dévouement : et ils accompliront la plus belle et la plus grande de toutes les tâches.